Phyllis Brooks Licis

Tanz in die Weiblichkeit

Mein Weg der Heilung mit Tiefenimagination

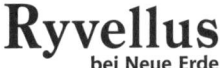

Bücher haben feste Preise.
1. Auflage 2014

Phyllis Brooks Licis
Tanz in die Weiblichkeit

Der Titel des englischen Originals lautet »Dancing in my Grandfather's Garden«.
Erschienen 2010 bei Moon Bear Press, Velarde, NM, USA
Übersetzt aus dem amerikanischen Englisch von Andreas Lentz
Lektorat: Laura Spies

© für die deutsche Ausgabe Neue Erde GmbH 2014
Alle Rechte vorbehalten.

Titelseite:
Illustration: Aimee Stewart, foxfires.com
Gestaltung: Dragon Design, GB

Satz und Gestaltung:
Dragon Design, GB
Gesetzt aus der Galliard

Gesamtherstellung: Appel & Klinger, Schneckenlohe

Printed in Germany

ISBN 978-3-89060-642-2

Ryvellus ist ein Imprint bei Neue Erde.

Neue Erde GmbH
Cecilienstr. 29 · 66111 Saarbrücken · Deutschland · Planet Erde
www.neue-erde.de

Inhalt

Vorwort von Stephen Eligios Gallegos 7
Einleitung 9

EINS: Der Ruf des Weiblichen 15
Das Land der Toten 16
Der Abstieg 24
Zwiesprache mit der Göttin 29
Verlorene Babys 33
Mein Schoß spricht 36
Meinen Weg »erschnüffeln« 38

ZWEI: Verschlungene innere Pfade 41
Die Arche besteigen 42
Ich liebe mein erhabenes Sein im Hass 52
Ein Ort, wo man hingehört 56
Wolfsmutter 61
Meine Freundin Schildkröte 66

DREI: Zu meiner Seele nach Hause kommen 73
All meiner Insignien entkleidet 74
Der Geist von Bär 80
Wer verließ wen 82
Bienensaft 85
Widerspiegelungen des Weiblichen 88
Heulen mit Grauer Wölfin 94
Durch die Augen von Schlange 97
Meine Stimme, mein Herz und meine Macht 99
Die Aussätzige 103
Schätze des Herzens 113

Nachwort 115
Danksagung 117
Über die Autorin 120

Phyllis Brooks Licis
Tanz in die Weiblichkeit

Vorwort von Stephen Eligios Gallegos

Von der Natur des Herzens weiß der Verstand nichts.
(FREI NACH WILLIAM SHAKESPEARE)

Heute haben wir unsere Verwurzelung in der Natur, unsere Ganzheit und das innere Gleichgewicht verloren und halten uns stattdessen an das, was heute fälschlicherweise »human« genannt wird. Das wäre nicht so schlimm, wenn wir wenigstens den Rückweg kennen würden. Aber wir kennen ihn nicht. Und doch: Der Pfad zurück zu unserer Ganzheit ruft uns, denn je weiter wir uns von ihm entfernen, desto mehr quälen wir uns. Allerdings neigen wir heute dazu, den Schmerz abzustellen, anstatt ihn wahrzunehmen und seinem Ruf zu folgen.

Dieses Buch wurde von einer empfindsamen Seele geschrieben, die zuhörte, achtgab und sich traute. Ihr Mut bezog sich nicht nur auf sich selbst und ihre Rückkehr in ihre Mitte, sondern er ist ein leuchtendes Beispiel, das zeigt, was möglich ist. Denn der Ruf des Weiblichen – nicht nur in der Frau, sondern auch im Mann – ist eine aus der Tiefe kommende Einladung, ins Gleichgewicht zu gelangen und in ein Leben zurückzukehren, das in Übereinstimmung mit der lebendigen Natur allen Seins ist – und das schließt uns selbst mit ein.

Ein solches Leben haben wir geopfert, um uns an einer Landkarte zu orientieren, die nicht stimmt. Diese Landkarte ist nicht falsch, aber sie stimmt nicht, weil sie unvollständig ist. Sie dient nicht unserer Ganzheit, sie bietet keinen Maßstab dafür, wie ein Mensch in seinem tiefsten Inneren beschaffen ist; sie ist viel zu einseitig, um die ganze Fülle des Lebens zu erfassen. Trotzdem fahren wir fort, diese Landkarte an unsere Kinder weiterzugeben, denn wir glauben, dass sie mit ihrem innewohnenden Wissen nicht ans Ziel kommen, sondern mit unserem Wissen angefüllt werden müssen.

Das vorliegende Buch ist eine feinfühlig erzählte Geschichte von der Rückbesinnung einer Frau und ihrem Mut, mit empfindsamen Ohren auf den inneren Ruf zu hören, der uns auf unserer befremdlichen Reise begegnet, und ihrer Öffnung für jene Erfahrung, welche der einzige Pfad zurück zur Ganzheit ist. Eine Kerze kann einen ganzen Raum erhellen. Phyllis Brooks Licis hat dies mit diesem wunderbaren Buch getan. Möge diese schöne Kerze auch Ihren Weg beleuchten.

Einleitung

Die Stimme des tiefen Weiblichen ruft alle Frauen und Männer dazu auf, es zu ehren und ans strahlende Licht des Tages zu geleiten. Dort kann es blühen und der Erde und allen Lebewesen Heilung spenden.

P. BROOKS

Manche von uns werden vielleicht noch weit gehen müssen, bis sie nach Hause kommen. In einer Welt, die uns bis aufs Letzte ausnutzt, indem sie vollgestopfte Terminkalender und messbare Produktivität über alles stellt, wie können wir da zurückfinden auf unseren inneren Pfad und zu unserem wahren Selbst?

Dieser Weg erfordert von uns Frauen – in einer Kultur, welche die *Gleichheit* von Mann und Frau verlangt und nicht die *Gleichwertigkeit* mit Unterschieden – eine tiefschürfende Suche, damit wir das *innere Weibliche* finden. Frauen, die in unserer Kultur mit ihren männerorientierten Denkweisen und Erfolgsstrategien aufwachsen, werden Tag für Tag mit Logik, Klarheit, Ordnung, Tatsachen und Erklärungen bombardiert. Und wir Frauen haben uns angepasst, indem wir uns diese Funktionsweise zu eigen gemacht haben. Wir zwängen unsere inneren, fließenden Tiefen in ein kanalisiertes Flussbett und geben unsere weiblichen Instinkte auf. Denn die scheinen in dieser rationalen Welt aus Fakten und Diagrammen nicht relevant zu sein.

Indem wir unseren natürlichen Energiemustern den Rücken kehrten, haben wir die uns innewohnende Fähigkeit, die elementaren Energien der uns umgebenden Welt zu spüren, brachliegen lassen. In Einheit mit der Natur und dem Weltganzen zu leben, ist uns unvertraut geworden. Heute stimmen die Menstruationszyklen der Frauen selten mit den Mondzyklen und jenen anderer Frauen überein. Die heiligen Dimensionen, eine Frau zu sein, werden nicht mehr verstanden, sind nicht mehr Teil unseres Lebens.

Die echte, wirkliche Macht des Weiblichen als das Beschützende und Nährende, das Vermittelnde und Visionäre und als Träger für neues Leben ist fast völlig aus unserem Gewahrsein verschwunden.

Weil es in unserer Gesellschaft keine Vorbilder gibt, die das Mysterium und die Macht des Weiblichen wirklich widerspiegeln, ist es schwierig für uns Frauen, unser Leben eigenmächtig zu leben. Wir vergessen, dass es einen Unterschied gibt zwischen intellektuellem, rationalem Wissen und etwas intuitiv zu wissen.

Erfolgreiche Töchter, die akademisch und beruflich etwas erreicht haben, erliegen in unserer Kultur am ehesten der Gefahr, einem von außen vorgegebenen Weg zu folgen. Doch wenn wir uns den Erwartungen unserer Gesellschaft anpassen, werden wir nicht wirklich aufblühen, werden wir nicht aus uns selbst heraus schöpferisch und unsere Seelen nicht im Frieden sein.

Meinem weiblichen Grund entfremdet, musste ich erkennen, dass mein Leben, meine Ausrichtung und selbst meine Atmung von meiner männlichen Seite bestimmt wurden. Die Mysterien und tieferen Dimensionen des Weiblichen waren unerreichbar für mich, unbekannt und fremd.

Mein Leben hatte sich immer so entwickelt, wie ich glaubte, dass es richtig war. Da ich in einer hart arbeitenden Familie mit starken moralischen Werten aufgewachsen bin, in der Unabhängigkeit, Verlässlichkeit und der Dienst für andere Leitwerte waren, hatte ich diese Anforderungen verinnerlicht.

In dem Glauben, dass Kontrolle und Planung wesentliche Voraussetzungen für ein glückliches und erfolgreiches Leben sind, arbeitete ich eifrig daran, mein Leben vorhersagbar und beherrschbar zu halten. Mein Verstand half mir sehr dabei. Akademische Arbeiten fielen mir leicht. Ich liebte es, Probleme zu lösen und Ergebnisse zu sehen. Da ich wusste, wie ich erfolgreich sein konnte, setzte ich mir Ziele und unternahm die erforderlichen Schritte, um sie zu erreichen. Wenn etwas Unerfreuliches geschah, hielt ich mich nicht lange damit auf. Ich tat es ab und widmete mich wieder meinem Streben.

Ein College-Besuch war in unserer Familie für eine Frau nicht unbedingt vorgesehen, und so jobbte ich als Tellerwäscherin, um mein Studium zu finanzieren. Später, als ich mein Studium an der Universität von Boston beendet hatte, schloss ich mich selbstbewusst der Frauenbewegung an.

Mein Verständnis von Frausein war ein intellektuelles, was sich als eine begrenzte Sichtweise herausstellte. Aber das Leben schien richtig und in Ordnung zu sein. Indem ich meine logische, rationale Seite lebte, in einer Welt aus Tatsachen und Beweisen, fühlte ich mich kompetent, stark und erfolgreich.

Dann vernahm ich eines bemerkenswerten Tages einen unüberhörbaren Ruf aus der weiblichen Tiefe in mir. Dieser Aufschrei warf mich aus meiner Bahn und stellte mein Leben auf den Kopf. Ich fand mich in einem Gebiet wieder, in dem mir mein logischer Verstand nicht weiterhalf, und musste alles in Frage stellen, was ich zu wissen glaubte.

Ich wurde mir eines verzweifelten Bedürfnisses gewahr, das Weibliche als lebendige Gegenwart in meinem Leben zu wissen, und durchlebte einen Wandlungsprozess, der wie geschaffen war, mich von einer rationalen männlichen Sichtweise hin zu einer wahrhaftigen Seinsweise zu führen. Erst viel später sollte mir klarwerden, dass es um eine Suche ging und ich aufgefordert war, dem weiblichen Archetyp und der seelischen Dimension des Frauseins zu begegnen. Diese Aufforderung sollte mein Leben für immer verändern!

Als ich mich mit einer Reihe von Schwangerschaften und Fehlgeburten auseinandersetzen musste, versuchte ich zuerst, mit meinem gewohnten rationalen Verhaltensmuster damit umzugehen. In unserer erfolgsorientierten Gesellschaft, in der alles in Produktivität und Ertrag gemessen wird, werden Schwangerschaften, die kein lebendes Kind hervorbringen, oft abgetan.

So schob auch ich meine Gefühle beiseite und machte mit dem »wirklichen Leben« in der äußerlichen Welt aus Plänen und Aktivitäten weiter. Ich hörte nicht auf die weibliche Stimme in meinem Inneren, die mich zu trauern hieß. Der Verlust und der

Schmerz, beiseitegestoßen und zum Schweigen gebracht, ließen die durchgescheuerten Stränge, die mich mit meinem inneren Weiblichen verbanden, beinahe zerreißen.

Die Wiederverbindung mit meinem inneren Weiblichen forderte von mir, mein gewohntes zielgerichtetes Verhalten aufzugeben und tief in das Unbekannte hinabzutauchen. Der Kampf zwischen meinen männlichen und weiblichen Anteilen brachte mich dazu, meinen wahren Gefühlen Raum zu geben, meiner eigenen Stimme – und mir selbst als Frau und Mutter.

Mein Abstieg in meine inneren Tiefen veränderte meine Sichtweise grundlegend. Ich entfernte mich von meinem strikt intellektuellen Wissen und weckte mein intuitives Gewahrsein. Unbestimmt, kaum messbar und doch stark und wahr, liegt eine große Kraft im archetypisch Weiblichen und den lebensspendenden Dimensionen des Frauseins.

Die Heilung meines inneren Weiblichen war kreisförmig wie der weibliche Prozess selbst. Wünsche und Gefühle umkreisten und schoben mich sanft, Vorahnungen wiegten mich und schubsten mich aus dem Schatten ins Licht, als sich meine Weiblichkeit rundete.

Diese Geschichte ist ein Bericht von meiner inneren Reise und eine Landkarte, um dich auf deinen Fahrten zu geleiten. Gemeinsam werden wir nach Irland reisen, wo es mir – durch einen wundersamen Prozess, der Tiefenimagination genannt wird – möglich war, meine Verluste zu überwinden und meine innere Weiblichkeit wieder ins Gleichgewicht zu bringen. Ich werde dich daran teilhaben lassen, wie ich auf in meinem Körper gespeicherte Erinnerungen an die Natur aufmerksam wurde, die mich mit der Hilfe von archetypischen Tierbegleitern ins Leben zurückführten.

Indem ich alte Gefühle und Emotionen in mir aufnahm, umarmte und dann gehenließ, atmete ich neues Leben ein und verwob den weiblichen Aspekt dauerhaft mit dem Gewebe meines Seins. Es ist lebenswichtig für alle von uns, Männer wie Frauen, das Weibliche wertzuschätzen. Es ist dieses intuitive Wissen, diese

Qualität unbedingter Liebe, welche die einzige Hoffnung für die Rettung der Erde und allen Lebens ist.

Wir werden einen echten Sinn in unserem Leben nur mit Hilfe unserer inneren Weisheit finden. Es ist an der Zeit, sich wieder mit dem instinktiven Weiblichen zu verbinden und ein Gewahrsein wiederzuentdecken, das vom intellektuellen sehr verschieden ist.

EINS

Der Ruf des Weiblichen

Wenn die Seele einer Frau in ihrem Körper wohnt und sich mit dem archetypisch Weiblichen in Einklang bringt, erfährt sie die heiligen Dimensionen im Leben einer Frau. Ihre Seele wird in Schwingung versetzt, da sie zu sich nach Hause kommt.

JEAN SHINODA BOLEN

Auf den Schwingen urbildlicher Dinge schläft das Heilige in dir.

ARIANA LICIS
(AUS IHREM GEDICHT »DAS HERZ VON ALLEM«)

Das Land der Toten

Wie ich in meinem Traum dahinwandere, treffe ich meinen Großvater. Es ist nicht sehr hell, und er sieht etwas anders aus als sonst, aber ich weiß, dass er es ist. Sein Haar ist länger und scheint strähnig zu sein. Die Stelle, an der er steht, ist dunkel und mir unbekannt, und es ist schwer, klar zu sehen.

Es hat mich immer zu meinem Großvater hingezogen. Ich erinnere mich an ihn in seinem blauen Overall, den Arbeitsstiefeln und mit dem abgetragenen Hut – leicht humpelnd, wenn er ging. Er war Bauer und züchtete Schweine.

Als Kind strich ich in seinem riesigen Garten umher, wo das Gemüse und die Blumen oft größer waren als ich. Meine – wie auch seine – Lieblingsblumen waren die Gladiolen, die der Welt triumphierend ihre Botschaft von der Schönheit verkündeten. Mit ihm spazierenzugehen war ein Geschenk, und seine Liebe zur Erde machte es noch kostbarer.

Ich spielte in seinem Schweinstall, kletterte auf Zäune, lief durch das hohe Gras und scheuchte die Schweine. Der Duft der reichen fruchtbaren Erde und die Freude über meine Verbindung mit der Natur erfüllten mein Herz und meine Seele.

Stets lachte und scherzte mein Großvater, und seine Augen sprühten vor Vergnügen. Er sprach und bewegte sich mit einer erdigen Präsenz, war immer ganz und gar mit dem Leben verbunden. Manchmal schien er größer als das Leben selbst zu sein. Aber heute abend lächelt oder lacht er nicht.

Mein Großvater möchte meine Aufmerksamkeit, und er hat sie.

Als ich auf ihn zugehe, sehe ich, dass sein Gesicht aschfahl ist. Er ist mager und sehr dünn, ganz unähnlich seiner sonst runden, stattlichen Statur. Jede Strähne seines schulterlangen Haares scheint verworren und dick zu sein. Ich bleibe stehen, aber er winkt mich näher heran. Als ich zögernd weitergehe, spüre ich einen Schauder und höre es flüstern:

»Land der «

Unbehagen zieht meinen Rücken hinauf. Ich will nicht weitergehen, aber irgend etwas zieht mich. Ich komme langsam näher. Mein Großvater taumelt und fällt nach vorne, fast landet er auf mir. Seine Haare, von Kälte durchwirkt wie nasses Seegras, streichen mir über das Gesicht.

Plötzlich merke ich mit einem Anflug von Grauen, dass ich im »Land der Toten« bin.

Als ich aus diesem Traum von meinem Großvater erwachte, der schon seit vielen Jahren tot war, war ich schwer erschüttert. Die Bilder verfolgten mich tagelang. Von Wiederholungen dieses Traums geplagt, fuhr ich schließlich zu seiner früheren Schweinefarm. Das Land war schon vor Jahren verkauft worden, und ich hatte das Anwesen seit meiner Kindheit nicht mehr gesehen.

Ein kleines Haus war nahe der Straße auf dem Grundstück gebaut worden. Als meine Augen hinter dem Haus weiter suchten, sah ich nahe des angrenzenden Waldes die Felder und Zäune. Ein Stück dahinter kauerte der alte Schuppen meines Großvaters, als sei er ein fester Bestandteil der Erde. Ich war wie hypnotisiert. Es war, als hörte ich die Stimme meines Großvaters, als sähe ich die riesigen Sonnenblumen und spürte die Sonnenstrahlen. Ich sah Schmetterlinge umherflattern.

Das ganze Bild war so lebendig für mich wie schon seit Jahren nicht mehr und führte mein Herz und meine Seele wieder in jene Zeit zurück. Die Liebe zu meinem Großvater, meine Verbundenheit mit ihm und mit der Erde überspülten mich wie eine warme Welle.

So waren mein Herz und mein Gemüt tagsüber von Liebe und von Erinnerungen an das Leben meines Großvaters erfüllt, und des Nachts wuchs meine Furcht vor der drohenden Rückkehr in das Land der Toten! Warum passierte das und was hatte es zu bedeuten? Ich musste es herausfinden.

Eigentlich begann diese Geschichte schon ein paar Jahre zuvor, als ich meinem Mann Guntis Licis begegnete. Wir spürten auf der Stelle eine ungeheure Anziehung, so als hätte ein kosmischer Magnet uns zusammengeführt. Und obwohl keiner von uns beiden nach einer ernsthaften Beziehung gesucht hatte, war klar, dass sich unsere Wege aus einem bestimmten Grund gekreuzt hatten und es uns bestimmt war, zusammen zu sein. Guntis war geschieden und hatte einen entzückenden, blonden vierjährigen Sohn, Eriks. Eriks und ich wurden schnell dicke Freunde, wir freuten uns an unserem Sinn für Spaß, und uns verband ein ähnliches Gespür für die Leute und das Leben.

Guntis und ich trafen uns oft, kamen uns näher und zogen zusammen. Das Band zwischen uns schien zeitlos zu sein, als wären wir schon immer zusammen. Als wir über unsere Zukunft sprachen, war ich geschockt, als Guntis mir klipp und klar sagte, dass er keine Kinder mehr haben wolle. Er liebte seinen Sohn und hatte das Gefühl, wenn er seine Zeit und Kraft aufteilen müsste, wäre dies Eriks gegenüber nicht in Ordnung. Ich hatte zwar nicht unbedingt eigene Kinder gewollt, und doch war ich erschrocken, wie schwer sich seine Worte auf mein Herz legten. Eines Abends hatte ich plötzlich das Bild vor Augen, wie Guntis ein kleines Mädchen im Arm hielt – unsere Tochter. Ich war überrascht von diesem flüchtigen Bild, verscheuchte es aber rasch.

Die Liebe und Fürsorge für Eriks ließen mich allmählich erkennen, dass ich tief in mir den Wunsch hatte, ein Kind zu empfangen und zu gebären, und ich war wütend über Guntis Festlegung. Treffen, bei denen Babys und kleine Kinder dabeiwaren, wurden für mich zur Qual. Schwangere Frauen zu sehen, zog mir das Herz zusammen. Guntis und ich sprachen darüber, aber er blieb bei seiner Haltung.

In dem Versuch, »rational« mit dieser Situation umzugehen und meine logischen, männlichen Werkzeuge zu nutzen, fing ich an zu glauben, dass es mir wohl nicht bestimmt sei, ein Kind zur Welt zu bringen. Allmählich und schmerzlich überwand ich meinen Traum – aus Liebe zu Guntis und Eriks und dem Wunsch, eine Familie zu sein. In dem Übereinkommen, dass wir keine Kinder haben würden, planten Guntis und ich unsere Hochzeit.

Beim Abendessen vor unserem Hochzeitstag sagte ich zum Spaß: »Okay, alle, die ab morgen Licis heißen werden, hebt eure Hand.« Mit erhobener Hand sah ich zu Eriks hinüber und erwartete, er würde lächeln und seine Hand heben. Statt dessen sah ich sein enttäuschtes Gesicht. Nach langem Schweigen sagte Eriks: »Ich dachte, unser Name würde Brooks sein!!« Ich war tief gerührt und voller Dankbarkeit, dass dieses geliebte Kind meinen Namen tragen wollte.

Meine Liebe zu Eriks und seinem unternehmungslustigen Wesen führten mich auf den Weg der Mutterschaft. Wir buken Kuchen, spielten Baseball, gingen Zelten und Skilaufen. Wir richteten sein Zimmer ein, kauften gemeinsam Schulsachen, sangen, redeten, lachten und schmusten. Ich wurde die Mutter eines Pfadfinders, eines Schülers, eines Athleten. Mein Herz war tatsächlich das einer Mutter!

Vier Monate nachdem Guntis und ich geheiratet hatten, wurde ich, obwohl ich ein Diaphragma benutzte, schwanger. Mit meinem logischen Verstand war ich eingedenk unserer Übereinkunft vor der Hochzeit natürlich aufgebracht. Und doch: Tief in meinem Körper, in einem Teil von mir, den ich nicht kannte, flackerte, versteckt vor meinem Denken, ein Funke der Erregung auf.

Das war der Augenblick, an dem ich hätte in mich gehen und mich hätte fragen sollen, was eigentlich los war. Ich hatte alles getan, zu verhüten, warum war ich dann schwanger? Ich verpasste diesen Moment.

Guntis und ich suchten Rat bei einer bekannten Gestalt-Therapeutin, um mit ihr aus der »Hier-und-Jetzt-Perspektive« über die Schwangerschaft zu sprechen. Mit ihrer Hilfe kamen wir zu dem Schluss, dass es »sinnvoll« für mich wäre, eine Abtreibung vornehmen zu lassen. Wenn jene verborgene innere Frau einen Protestschrei ausstieß, hörte ich ihn nicht.

Als ich die Klinik betrat, musste ich zehn Jahre zurückdenken, als ich, unverheiratet, für dieselbe Prozedur in eine ähnliche Klinik gekommen war. Ich hätte nie gedacht, noch einmal abzutreiben, schon gar nicht verheiratet.

Diesmal war es vom Gefühl her leichter für mich, in die Klinik zu gehen, weil mein Denken klar war. »Du warst einverstanden, keine Kinder zu haben. Also denk nicht weiter darüber nach«, rief ich mich streng zur Ordnung. Als der Arzt mein Herz abhörte und ein Geräusch hörte, verkündete er: »Diese Abtreibung können wir so nicht vornehmen.« Er bestand auf der Einnahme verschiedener Antibiotika vor der Prozedur. In einem Zustand dumpfer Benommenheit glitt ich vom Tisch, zog mich an und ging nach Hause.

Hier hatte ich erneut die Gelegenheit, nach innen zu schauen und mich zu fragen: »Was ist hier los? Was rumort in meinem Herzen?« Aber ich ergriff sie nicht. Stattdessen nahm ich schnell die Antibiotika und ließ die Abtreibung vornehmen. Nach wenigen Tagen ging das Leben weiter. Da waren die Familie und Schulveranstaltungen, das Boot für das Frühjahr vorzubereiten und die Renovierung unseres Hauses. Ich hielt mich mit »wichtigen« Entscheidungen und Aktivitäten auf Trab.

Drei Monate später sprach das Universum erneut zu mir: Ich war wieder schwanger! Zu sehr beschämt, um noch einmal eine Beratungsstelle aufzusuchen und immer noch in dem Glauben, dass es nicht recht wäre, ein Kind zu haben, wenn es nicht von beiden Eltern erwünscht war, entschieden Guntis und ich uns, die Schwangerschaft wieder abzubrechen.

Warum eine zweite Schwangerschaft, wo ich doch so sehr versucht hatte, sie zu verhindern? War es einfach Unvorsichtigkeit oder geschah etwas anderes? Ich ließ es nicht zu, mir diese Fragen zu stellen. Die Außenwelt, meine rationale Konditionierung und meine männlich ausgerichteten Denkmuster überwogen meine Innenwelt, und ich wurde durch die Erwartungen von anderen und mir selbst auf einem vorgezeichneten Weg vorangetrieben.

Diesmal fühlte ich mich beim Warten in der Klinik sehr unbehaglich. Die Zeit schien sich verändert zu haben, als ob ich mich langsamer bewegte als der Rest der Welt. Mein Herz wummerte, als meine Augen den Wartebereich absuchten. Ich fragte mich, wie es den anderen dort sitzenden Frauen wohl ging. Ich musterte ihre Gesichter und achtete auf jede Regung. Ich fragte mich, was wohl ihre Geschichten waren.

Als mein Name aufgerufen wurde, wuchs mein Unbehagen, und ich fühlte mich wie abgetrennt von meinem Körper. Da ich nicht verstand, was ich empfand, suchte ich in meinem rationalen Denken nach einer Erklärung, fand aber keine. In dem Augenblick, als die Prozedur vorüber war, brach es unkontrolliert aus mir heraus.

»Guntis, ich werde das *nie wieder* tun!«

Das Leben ging weiter, und diese schmerzlichen Erfahrungen und Gefühle zogen sich in die verborgenen Winkel meines Gemüts und meines Herzens zurück. Auf das Außen gerichtet, widmete ich mich ganz der Beendigung unserer Hausrenovierung. Die Baseball-Saison begann, und ich freute mich, die Mannschaftsmutter für Eriks Team zu sein.

Etwa ein Jahr nach dieser zweiten Abtreibung kam mein Großvater mich aus dem Land der Toten besuchen. Während dieses Jahres erlebte ich einen ganzen Strauß von Aufrührungen in meinem Innern – Traurigkeit, Angst, Wut, Verwirrung. Gefühle, die noch keinen Ort hatten, und so blieben sie unbestimmt. Auch wenn ich den Traum nicht verstand, so wurde mir durch den Eindruck, den er auf mich machte, doch klar, dass etwas jenseits meiner normalen, alltäglichen Erfahrung meine Aufmerksamkeit erforderte.

Ich bat einen Kollegen, mir einen Therapeuten zu empfehlen, den er aufsuchen würde, wenn er in seinem Leben etwas verändern wollte. Auf seine Empfehlung hin suchte ich bei Dr. James Eckles Hilfe, einem wunderbar direkten, freimütigen Mann, der am C.G. Jung-Institut in Zürich studiert hatte.

Vom ersten Besuch an schien Dr. Eckles Auftreten – es war das eines Militärausbilders – und sein strenger Blick über die Brillengläser hinweg meine Seele zu durchdringen. Ich hatte Angst, zu ihm zu gehen, aber noch mehr Angst, es nicht zu tun! Ein Jahr lang wanderte Dr. Eckles mit mir durch das Land der Toten und andere schreckliche Alpträume und verwirrende innere Bilder.

Es war eine zermürbende innere Suche nach einer Identität, die ich nicht kannte. Manchmal fühlte ich mich wie ein Rodeoreiter, der sich um sein Leben an der Mähne eines wild galoppierenden Pferdes festkrallt. Ich wusste, das war alles: Ich musste diesen Ritt überstehen.

Mein Großvater, der tief in der Natur verwurzelt war, wurde bei diesem Prozess mein innerer Führer. Er wies mir den Weg zu einer natürlicheren Art zu sein, er begleitete mich auf einer erstaunlichen Reise durch das Urbildliche. Ich fing an, einen illusorischen weiblichen Teil an mir zu erkennen, den ich nie erwartet hätte.

Ich kämpfte gegen meinen männlich bestimmten Lebensweg an, den ich als Kind unserer Kultur ganz automatisch übernommen hatte, und rang darum, meine eigene Wahrheit zurückzugewinnen. Ich rang darum, meine Gefühle offenzulegen, mich meiner Angst vor der inneren Arbeit zu stellen und meine Fähigkeit, Mutter zu sein und ein Menschenkind zu gebären, zu hinterfragen. Ich bemühte mich, meine Beziehung zu mir selbst als Frau wieder herzustellen. Ich stieg ins Chaos hinab.

Indem er meinen Prozess mit Achtung und Integrität begleitete, half Dr. Eckles mir, mein Leben und meine seelische Gesundheit zu bewahren, als ich versuchte, meine innere Welt und mein äußeres Leben zu entwirren und einen Weg zu finden, beiden gerecht zu werden. Endlich erkannte ich meine Wahrheit: Ich hatte ein tiefes Bedürfnis, in mir Leben zu schaffen.

Mir diesen Wunsch einzugestehen und ihn anzuerkennen, änderte mein Leben, und ich spürte diese Wandlung sehr deutlich. Nachdem ich mich wieder mit dem Bedürfnis meiner Seele verbunden hatte, hatte ich einen Daseinszweck, und ich spürte ihn stark. Jetzt war es meine Aufgabe, den Mut aufzubringen, Guntis von meiner Offenbarung zu erzählen.

Das Universum sagte mir, ich solle das tiefe Weibliche anerkennen und meine Wahrheit aussprechen, und so tat ich es. Ich konnte es nicht mehr verheimlichen, weder vor mir selbst noch vor Guntis. Aus meiner Tiefe sprach ich mit Kraft und Klarheit zu ihm: »Ich möchte schwanger werden. Ich möchte und brauche ein Baby. Ich würde das Baby sehr gerne mit Dir haben, Guntis, aber wenn Du das nicht willst, werde ich woanders und mit jemand anderem ein Kind haben. So wichtig ist mir das. Es ist lebenswichtig für meine Seele!«

Nachdem ich klar die Wahrheit meines inneren Weiblichen ausgesprochen hatte, war es nicht leicht, die Folgen zu tragen. Wir trennten uns, und es tat uns im Herzen weh. Wir kamen wieder zusammen. Schließlich nahm Guntis mein Bedürfnis, ein Baby zu haben, wirklich wahr und erkannte es an. Schweren Herzens willigte er ein.

Mit der Unterstützung des Universums und von Dr. Eckles, hatte ich den weiblichen Teil meines Seins gefunden und war ihm gerecht geworden. Von einer Instanz ganz tief in mir wusste ich, was zu tun war. Ich war von Liebe zu Guntis erfüllt, weil er diesen Schritt getan hatte und an unsere Beziehung glaubte. Und ich war meinem Großvater dankbar, dass er mich aus dem Land der Toten zurück ins Leben geholt hatte.

Der Abstieg

Nachdem ich zwei ungewollte Schwangerschaften hatte, während ich verhütete, erwartete ich, ganz leicht wieder schwanger zu werden. Jedoch hatte das Universum nicht die Absicht, mich so leicht davonkommen zu lassen! Als ob die bisherigen Bemühungen meiner inneren Weiblichkeit nicht schwierig genug zu bewältigen gewesen wären, ging die Herausforderung weiter. Das Universum forderte mich auf, das Weibliche als Teil meines täglichen Lebens zu umarmen.

Als ich über meine Suche nachdachte, erinnerte ich mich an eine der ältesten Geschichten über Verwandlung und die Annahme des Weiblichen. Im dritten Jahrtausend v. Chr. in Steintafeln geritzt, erzählt uns die alte sumerische Geschichte von der Göttin Inanna-Ishtar, der Königin von Himmel und Erde, dass sie eine Identität, einen Platz und eine Stellung auf der Erde hatte. Blumen blühten überall, wo sie wandelte. Ihr Leben war erfüllt und voller Freude. Doch als sie einen Ruf ihrer Schwester Ereshkigal, der Königin der Unterwelt, vernahm, stieg Inanna in die Dunkelheit hinab, um ihre Schattenschwester zu treffen.

An jedem Tor der Unterwelt musste Inanna, bevor sie weitergehen durfte, dem Torwächter eines ihrer seidenen Gewänder aushändigen, ihre herrlichen Juwelen, ihre reich bestickten Kleider, ihren königlichen Samtmantel. Am letzten Tor übergab sie voller Furcht den Brustschild mit ihrem Wappen, der ihr Herz schützte. Sie war von allem entkleidet, was in der oberen Welt ihre Macht repräsentierte, von allem, was eine sichere, vertraute Identität und ihren Schutz darstellte. Gedemütigt und verletzlich trat sie in das dunkle Unbekannte, hingezogen zu ihrer Schattenschwester und dem machtvollen Vorgang der Öffnung für ihr inneres Wachstum.

Wie Inanna bin auch ich hinabgestiegen. Zwei quälende Jahre lang versuchte ich zu empfangen, aber ich konnte nicht. Langsam meiner ganzen Identität und aller Hilfsmittel entkleidet, gedemütigt und verletzlich, wagte ich mich in die Unterwelt hinab – hinunter zu mir selbst –, um der Frau im Dunkel zu begegnen. Meine persönlichen oder beruflichen Errungenschaften, alles, was ich erreicht hatte, waren dabei nicht von Belang, als ich Tor um Tor hinabschritt zu meinem Ziel, schwanger zu werden.

Ich musste auf mein Kontrollbedürfnis verzichten und mich einem Prozess überlassen, den ich nicht steuern konnte. Ich hatte keine Ahnung, warum es mir nicht gelang, zu schaffen, was jeder anderen Frau ohne Anstrengung möglich schien.

Der Liebesakt war mit Temperaturmessen, Überlegungen, Vorausplanen und Zeitabstimmung verbunden, was natürlich die Romantik, die Spontaneität und das Mysterium vertrieb. Ich führte genaue Listen und Aufzeichnungen über meinen Zyklus und die Körpertemperatur. Mein Verlangen, schwanger zu werden, äußerte sich auch körperlich, denn jeden Monat hatte ich das Gefühl, schwanger zu sein – glaubte ich, schwanger zu sein! Meine Brüste schwollen an, meine Brustwarzen wurden empfindlich.

Und dann – die Blutung!

Mit jeder Faser meines Körpers empfand ich meine Monatsblutung als einen Tod, und ich litt still für mich im Badezimmer.

In meiner Verzweiflung wollte ich sogar die Blutklumpen aus der Toilette holen und in meinen Körper zurückstopfen. Ich spürte jenen heftigen weiblichen Kummer, welcher die Angst, niemals empfangen zu können, begleitet. Es war in den frühen 1980ern. Die Menschen sprachen kaum über Unfruchtbarkeit, und nur sehr wenige Ärzte kannten sich mit diesem Problem aus. Alleingelassen und enttäuscht fragte ich mich: Was mache ich bloß verkehrt? Warum kann ich nicht schwanger werden? Warum hatte mich das Universum so schwer geprüft, nur um mich jetzt zu verhöhnen?

Ich erinnerte mich, wie ich Jahre zuvor auf Partys gegangen war und mich nicht an den Frauengesprächen über Babys und Windeln beteiligen konnte. »Was sind die langweilig!« dachte ich, als sähe ich die Frauen aus großem Abstand. Die Männergespräche über die Arbeit, Politik und ihre Erfolge waren viel interessanter für mich.

Jetzt schien das alles so fern zu sein wie ein anderes Leben. Mit Schmerzen sah ich zu, wie sich mein Selbstbild verschob.

Nachdem ich wieder ein seidenes Gewand fallengelassen und einen ganz neuen Hunger in mir erfahren hatte, wollte ich einfach nur noch eine dieser Frauen sein. Jetzt beneidete ich sie!

Ich fürchtete, nie wieder schwanger werden zu können, und so klammerte ich mich an den letzten Strohhalm. Ich durchschritt ein weiteres Tor und suchte Hilfe bei einem Fruchtbarkeits-Spezialisten. Der Arzt warf einen kurzen Blick auf meine wunderbar gezeichneten Temperatur- und Zyklustabellen, warf sie auf den Boden und sagte: »Ich verstehe nicht. Was sollen diese Tabellen!?«

Ich war von seiner Schroffheit wie vor den Kopf gestoßen. Früher wäre mein Ego, dem es um Bestätigung ging, von seiner Reaktion verletzt gewesen. An jenem Tag jedoch legte ich meine reich verzierten Gewänder aus Stolz und Wut ab und ging weiter hinab durch noch ein Tor. Ich hörte ihm zu und wusste seine direkte Art und unbeirrbare Entschlossenheit, mir zu helfen, zu schätzen.

Der erste Test war ein Spermabefund. Es verlangte mir meinen ganzen Willen und Mut ab, Guntis mit dieser Frage zu kommen. Nachdem er widerstrebend eingewilligt hatte, es mit einem Kind zu versuchen, hatte er doch nicht mit einem solchen Test gerechnet. Aus gutem Grund empfand er ihn als Übergriff, aber weil er mich liebte und wusste, wie verzweifelt mein Wunsch war, gab er nach.

Der Test ergab, dass die Spermien nicht das Problem waren, und so gingen wir zu Test zwei über. Dieser machte es erforderlich, auf den Kalender und die Uhr zu schauen. Wenn die Zeit des Eisprungs nahte, mussten Guntis und ich uns innerhalb einer Stunde vor dem Arzttermin lieben!

Bei seiner Untersuchung fand der Arzt keine »lebenden« Spermien. Ich wusste, was es bedeutete, fragte ihn aber trotzdem. »Es bedeutet, keine Schwangerschaft diesen Monat und weitere Tests, um herauszufinden, was die Spermien abtötet.«

Die Worte »die Spermien abtötet« hallten in meinen Ohren und meinem Herzen wider wie in einer Felsenschlucht, echoten von den Steinwänden und fielen dann schwer auf den Grund meines Magens. Als ich auf die kalten Wände des Arztzimmers starrte, hörte ich kaum, was er mir sonst noch sagte, sondern fragte mich nur, warum mein Körper gegen mich arbeitete.

Die dritte notwendige Untersuchung war eine Biopsie meiner Gebärmutter, ein Eingriff in der Praxis, der als »ein wenig unangenehm« beschrieben wurde. Da ich nur leichte Krämpfe und vielleicht ein wenig Blut erwartete, überraschten mich die heftigen Schmerzen, starke Blutungen und eine üble Schwäche, die mehrere Tage anhielt. Aber die Wochen vergingen, und der Schmerz ließ nach.

Der nächste Test sollte während meiner Regel durchgeführt werden. Ich wartete also auf dieses unvermeidliche Anzeichen des Todes, doch als der Tag des Arzttermins kam, war meine Regel nicht da. Ich rief den Arzt an, um einen neuen Termin zu vereinbaren. Nach einer kurzen Pause schlug er vor, ich solle erst einen Schwangerschaftstest machen, bevor wir weitermachten.

»Einen Schwangerschaftstest? Da waren keine lebenden Spermien! Wie soll ich da schwanger sein?« Er wiederholte seine Empfehlung. Ich verstand nicht, wollte aber vorankommen, also machten wir den Test, der mir als Zeitverschwendung erschien. An jenem Nachmittag rief mich der Arzt an.

Ich war schwanger!

Zwiesprache mit der Göttin

Während meiner Schwangerschaft fand ich mich schön! Die Veränderung meines Körpers zu sehen, erschien mir wie ein Wunder. Was mit mir geschah, war völlig außerhalb meiner Kontrolle, fühlte sich aber vollkommen richtig an. Ich nahm an einem Vorgang teil, und gleichzeitig vollzog sich der Prozess mit mir, in mir, mir zum trotz! Es war wie eine Zwiesprache mit der Göttin, verbunden mit einer archetypischen Kraft, einem starken inneren weiblichen Wissen, das über Raum und Zeit hinausreichte.

Ich wusste, dass unser Baby ein Mädchen war, sowohl aus meiner Traumarbeit mit Dr. Eckles wie aus der Vision, die ich am Anfang meiner Beziehung mit Guntis hatte. So war ich nicht überrascht, als der Arzt es bestätigte.

Sie sollte Ariana heißen, was »Gabe Gottes« bedeutet.

Ich hatte so lange gewartet! Ich war ganz aufgeregt, belebt von der Magie der Entstehung neuen Lebens, und ich glaube, Guntis verliebte sich auf ganz neue Art in mich. Schwanger zu sein, erinnerte mich an den Zauber, den ich als junges Mädchen im Garten meines Großvaters gefühlt hatte, und ich trug meinen dicken Bauch mit Stolz.

Als wir Arianas Ankunft erwarteten, freute ich mich über Eriks Erregung darüber, bald eine Schwester zu haben, und sein wachsendes Bewusstsein dafür, selbst der große Bruder zu sein. Er stellte sie sich mit blonden Haaren vor, wie er selbst, und machte schon Pläne, ihr gleich das Skateboarden, Skilaufen und Surfen beizubringen. Mit Eriks zählten auch seine Cousins und der Rest der Familie und alle unsere Freunde die Tage bis zu Arianas Geburt.

Als ich in den Wehen lag, stellten wir fest, dass Ariana falsch herum lag. Der Arzt, der sie nicht drehen wollte aus Angst, sie könne sich an der Nabelschnur erwürgen, hoffte, sie würde sich vielleicht von alleine drehen. Nach zwei Tagen des Atmens und Pressens, wenn auch körperlich erschöpft, war ich emotional und geistig sehr klar.

»Wenn ich bei der Geburt sterbe, ist das in Ordnung«, sagte ich zwischen zwei Wehen zu Guntis. »Seid nicht traurig. Ich tat, was ich tun musste. Ich habe meine Wahrheit gelebt. Ich werde meiner Tochter das Leben geschenkt haben – und mir selbst. Erzähle Ariana, wie ich mich gefreut habe, dass sie in die Welt kam!«

Guntis war von meiner Erklärung sehr erschrocken, aber ich hatte gelernt, dass das Universum seine eigene Agenda hat. Ich hatte keine Ahnung, was bei der Geburt noch geschehen würde. Ich wusste nur, dass ich auf meinem Weg war und tat, was mir bestimmt war. Ich war im Frieden mit mir.

Am dritten Tag wurde Arianas Zustand kritisch. Sie wurde mit einem Kaiserschnitt aus meinem Bauch geholt, die Nabelschnur wurde durchtrennt – und dann hielt Guntis mir unsere heißgeliebte Tochter an die Wange.

Ihr weiches, schönes Gesicht, eingerahmt von schwarzem Haar, schien mir vertraut. Ihre Augen sahen zu mir auf, als ich zu ihr sprach und sie im Leben willkommen hieß. Unsere Augen trafen sich, und Liebe durchflutete meinen ganzen Leib. Wir versanken in den Tiefen unserer Seelen, als würden wir uns wiederbegegnen und schon seit Anbeginn der Zeit kennen.

In diesen ersten Augenblicken ihres Lebens, als Guntis Ariana in seine Arme schloss, sah ich, wie sie mit seinem Herzen verschmolz. Ich wusste, dass kein Vater seine Tochter mehr wollen und lieben konnte und dass es Guntis bestimmt war, Vater nicht nur eines Sohnes, sondern auch einer Tochter zu sein.

Ich musste über den Humor des Universums in mich hineinlächeln, als die Schwestern darauf bestanden, ein Foto von diesem liebevollen Vater und seiner Tochter zu machen. Es wurde später vergrößert und hing dann an der Pinnwand im Schwesternzimmer als höchstes Zeugnis »väterlicher Liebe«. In einem Geistesblitz wurde mir klar, dass es auf unserem Lebensweg weniger darum geht, was wir zu wollen *meinen*, sondern mehr darum, was wir brauchen, um zu wachsen. Alles, was uns im Leben widerfährt, führt uns zur Ganzheit.

Wenn Guntis zum Beispiel eine Frau geheiratet hätte, die keine Kinder mehr haben wollte, dann hätte er sich wohl nie seiner Angst gestellt, sich geöffnet und dieses unglaubliche Risiko auf sich genommen. Wenn ich einen Mann geheiratet hätte, der Kinder wollte, dann hätte ich nie – so klar, so tief – erfahren, *wie sehr* ich ein Kind gebären wollte. Ich hätte meine innere Stimme nie wertschätzen gelernt. Ich wäre wohl nie durch dieses unglaubliche, bewegende, mystische Erlebnis gesegnet worden.

Während der Wehen, auf dem Rücken liegend mit weit geöffneten Schenkeln, mein Bauch geschwollen, voll und bereit neues Leben auszuspeien, fühlte ich mich eins mit allen Frauen aller Zeiten, die durch die Wehen gegangen waren und geboren haben; auf Feldern, in Tipis, Kellern, Dörfern! Ich sah sie, kannte sie und war eine von ihnen. Ich war eingeweiht, körperlich, emotional und spirituell.

Ich gehörte zum Klan der Frauenschaft.

Allmählich wurde sie weicher,
Begegnung im Licht der Sonne,
und spürte fortwährend:
Oh, so ist es also, ein Planet zu sein

*... und plötzlich ist es vorbei
und das Universum um einen reicher!*

(UNBEKANNT)

Die Feier zu Arianas Geburt brachte unserer ganzen Familie neues Leben. Sie wurde von allen geliebt und umsorgt. Erstaunt bemerkten wir, wie sie innerhalb weniger Tage nach der Geburt ihre schwarzen Haare verlor und ihr wunderschöne goldene Locken wuchsen wie die bei ihrem großen Bruder.

Liebe und Erfüllung durchdrangen mein ganzes Sein, wenn ich Eriks zusah, wie er mit Ariana sprach, sie fütterte und in den Schlaf wiegte. Sie war mit einem so liebevollen und beschützenden Bruder gesegnet, und da war es sehr passend, dass er es war, dem Ariana ihr erstes Lächeln schenkte. Und schließlich war der Grund, mich überhaupt für den Ruf von Arianas Geist zu öffnen, dass ich seine Mutter werden durfte.

Ich liebte jede Stufe ihrer Entwicklung und hätte sie am liebsten festgehalten und nicht vergehen lassen. Nichts war süßer, besser, liebenswerter – bis die nächste Entwicklungsstufe kam. Ich fühlte mich so sehr gesegnet, diese beiden Kinder zu haben.

Verlorene Babys

Ich liebte mein Muttersein so sehr, dass es mich nicht wunderte, als ich schon sieben Monate nach Arianas Geburt wieder schwanger wurde. Ich war außer mir. Das Universum wusste, dass ich mir mehr Kinder wünschte, und jetzt wusste ich es auch! Da ich Ariana noch stillte, fühlte mein Körper sich müde an, aber glücklich.

Drei Monate später hatte ich eine Fehlgeburt. Da ich niemandem von der Schwangerschaft erzählt hatte, weinte ich allein und still. Im Geist war ich wie betäubt, doch mein Körper erinnerte sich an jenen Tag; der Duft der Jahreszeit prägte sich ihm ein, die Art, wie das Licht auf das bunte Herbstlaub fiel, und die prickelnde Herbstluft auf meinem schmerzenden Herzen.

Zehn Monate später, mit zweiundvierzig, wurde ich wieder schwanger und freute mich über diese erneute Chance, mich mit dem Gott und der Göttin zu vereinen. Doch auch diesmal behielt ich mein Geheimnis nah bei meinem Herzen, als mein Gefühls-Achterbahnwaggon sich langsam nach oben schob. In meiner elften Woche begannen die Krämpfe. Ich wollte daran glauben, dass es immer noch eine normale Schwangerschaft war, und so redete ich es mir ein, während mein Waggon weiter die steile Spur hinaufkletterte, langsam und mit großer Anstrengung. Nach wenigen Tagen begannen die Blutungen. Ich flehte. Ich bettelte. Ich machte den Kräften Versprechungen. Doch der Waggon raste mit ungeheurer Geschwindigkeit abwärts und schlug abends am Boden auf. Wieder eine Fehlgeburt.

Mein Verstand versuchte zu verstehen, was ich falsch gemacht hatte. War das eine Strafe? Gab es etwas, das ich lernen sollte? Ich erlebte einen quälenden Verlust, und wieder trauerte ich allein. Der Verlust wurde zu einer tief im Inneren versteckten Wunde, wo sie still schwärte und brannte.

Kurz vor meinem dreiundvierzigsten Geburtstag, als eine Empfängnis zunehmend unwahrscheinlicher wurde, bemerkte ich, dass ich doch wieder schwanger war. Bestimmt würde dies die letzte Gelegenheit für eine gesunde Schwangerschaft sein, nach der ich mich sehnte.

Nach drei Monaten emotionaler Höhen und Tiefen begann ich zu bluten. Der Arzt empfahl Bettruhe. Ich wünschte, ich hätte mein Verlangen, wieder schwanger zu werden, mit meiner Familie und Freunden geteilt, so dass sie mir ihre Unterstützung, Liebe und Anteilnahme hätten angedeihen lassen können.

An einem Sonntagnachmittag im Herbst lag ich auf dem Sofa im Wohnzimmer und betrachtete friedlich das dramatische Wechselspiel von Rot, Gelb und Orange in den Bäumen im verglimmenden Licht der späten Nachmittagssonne. Ohne Vorwarnung ergriff ein starker krampfartiger Schmerz meinen Unterleib, und eine Welle von »Alleinsein« spülte über meinen Körper hinweg. In dem Augenblick wusste ich, dass ich kein »Wir« mehr war.

Ich schrie nach Guntis: »Ich habe das Baby verloren!«

Wir riefen in der Klinik an. Sie sagten, ich solle kommen und die Blutklumpen mitbringen. Ich schöpfte sie aus der Toilette, sie schlüpften mir durch die Finger, und verzweifelt versuchte ich ausfindig zu machen, welcher mein Baby war! Guntis fuhr mich in die Klinik, in eine Decke gehüllt, als ich mein Baby in einer Plastiktüte hielt, dicht an meinen Bauch gedrückt. Als ich meine

Decke aufschlug, übergab ich den Beutel der Krankenschwester und fühlte seine Wärme in meinen Händen.

Es wurde bestätigt, ich hatte wieder eine Fehlgeburt erlitten. Die Worte kamen in meinem Kopf an, sanken dann schmerzhaft tiefer und tiefer in meinen Körper hinab. Als ich den Krankensaal verließ, konnte ich meinen Blick nicht von den roten Blutklumpen in der weißen Metallschale wenden, in welche die Krankenschwester sie getan hatte. Wie konnte ich mein Baby in dieser kalten Schale zurücklassen? Es kam mir gar nicht richtig vor. Mein Herz wollte die Klumpen ergreifen und mit nach Hause nehmen, doch mein Verstand blieb von Eis erstarrt.

In den darauf folgenden Wochen musste ich mir eingestehen, auch wenn mein Geist vielleicht noch die Kraft für weitere Babys hatte, mein Körper hatte sie nicht. Meine Zeit zum Kinderbekommen war vorüber.

Das Leben ging weiter. Zu meiner tiefen Liebe zu Ariana waren eine neue Dankbarkeit und Hochachtung hinzugekommen. Wären ihr Lebenswille und ihre Hartnäckigkeit nicht gewesen, hätte ich Schwangerschaft und Geburt wohlmöglich nie erfahren. Diese Gefühle dehnten sich auch auf Eriks aus wegen all der kostbaren Augenblicke, als ich ihn liebte und versorgte, wegen seines fürsorglichen Herzens, das er mit Ariana teilte, und der aufregenden Geschichten und Abenteuer vor ihrer Geburt. Er wird sie ermutigt haben, in diese Welt zu kommen, und in Eriks hatte ich einen Sohn. Doch mein Verlust, meine Trauer und Verzweiflung flossen still in meinem Leib hinab und wurden dort begraben.

Mein Schoß spricht

In jedem Jahr, das verging, wenn die Blätter ihre prächtigen Neuengland-Herbstfarben annahmen, spürte mein Leib ihre großartigen Schattierungen und roch ihren erdigen Duft. Wenn ich das erste Prickeln in der Luft fühlte, erinnerte sich mein Herz an seinen Schmerz. Eine Traurigkeit, die tief aus meinem Inneren kam, breitete sich langsam aus und erfüllte meinen ganzen Leib, bis ich endlich meinen Verlust und meine Trauer bewusst wahrnahm.

Ohne einen Ort zum Trauern zu haben, vergoss mein Schoß unsichtbare Tränen in meinem Leib, und in der Pracht des Herbstes hatte ich das Gefühl, als spräche mein Bauch zu mir. Er sprach von versäumten Schwangerschaften, von Fehlgeburten und Abtreibungen. Sind dies auch häufige Ereignisse im Leben von Frauen, spricht man doch selten von ihnen, noch trauert man ihnen lange nach.

Schwangerschaften, die nicht mit einem lebendigen Kind enden, werden in dieser geschäftigen Welt oft übergangen, wo Werte an Produktivität und Ergebnissen gemessen werden. Wir machen weiter und versuchen den Verlust und den Schmerz zu vergessen oder zu ignorieren. Wir stoßen sie ganz in die Tiefe, beruhigen unsere inneren Klagerufe und versuchen, alle Kräuselungen an der Oberfläche zu vermeiden.

Vielleicht haben wir den Wunsch, mit weit geöffnetem Mund wehzuklagen, den Kopf zurückgeworfen und die Arme ausgestreckt, aber wir tun es nicht. Wie sollen wir um die Ungeborenen trauern? Wo können wir die Namenlosen begraben? Welch ein Verlust, uns selbst unsere Trauer nicht zu gestatten, es unseren Familien, unseren Freunden und unserer Gemeinschaft zu versagen, uns zu trösten und mitzutrauern.

So geschah es, dass in jedem Herbst, wenn die Morgenluft prickelte und die Blätter prächtig leuchteten, in der Zeit des Vergehens, mein Schoß zu mir sprach und mich an den Schmerz erinnerte, den ich noch immer vergraben hatte. Unter den bunten Blättern stand ich und lauschte meinem Schoß. Ich dankte ihm dafür, meine Erinnerungen zu bewahren, und bat ihn, mich nicht aufzugeben.

Meinen Weg »erschnüffeln«

Einige Jahre nach meiner dritten Fehlgeburt hatte ich ein klareres Bild von meinem Weg zur Ganzheit. Bis zu dem Punkt war mein Leben so, wie man sich ein erfolgreiches Leben vorstellt. Ich war verheiratet, hatte zwei wunderschöne Kinder und Freude an meiner psychotherapeutischen Praxis. Wir hatten ein schönes Zuhause und viele Freunde.

Alte Sorgen und Verletzungen zogen sich in die Schatten der Zeit zurück. Es gab keine sichtbar klaffenden Wunden oder eiternden Stellen. Nachdem ich den Ruf des tiefen Weiblichen vernommen und auf ihn gehört hatte, indem ich Ariana gebar, glaubte ich, dass meine Aufgabe erfüllt sei. Ich war mir sicher, die für ein ausgeglichenes und emotional gesundes Leben erforderliche innere Arbeit vollbracht zu haben.

Dann, eines herrlichen Spätsommertages, als ich gerade aus einem örtlichen Buchladen eilte, sah ich aus dem Augenwinkel ein paar Prospekte auf einem Regal und griff mir einen. Es war ein einfach gefalteter Prospekt aus blauem Papier. Was gleich meine Aufmerksamkeit erregte, war die totemähnliche Zeichnung von mehreren Tieren. Was meine Seele gefangennahm, war jedoch die Beschreibung von der »Tiefenimagination«:

»Die Tiefenimagination ist eine einzigartige Synthese von aktiver Imagination nach C. G. Jung, dem östlichen Konzept vom Chakrensystem und der Vorstellung der Indianer von Tieren als symbolische Übermittler von Weisheit.«

Diese Worte elektrisierten mich, denn jedes dieser Interessengebiete hatte eine besondere Bedeutung in meinem Leben, und ich hatte immer schon das Gefühl, als gäbe es eine innere Beziehung zwischen ihnen.

Da ich in meinen prägenden Jahren auf einer Schaffarm aufgewachsen war, liebte und achtete ich das Leben der Tiere und die Erde. Ich hatte immer eine Verwandtschaft mit der erdbezogenen, tiefgründigen Einfachheit der indianischen Glaubensvorstellungen gespürt.

In den frühen 1970er Jahren lernte ich durch meine Beschäftigung mit Hatha- und Kundalini-Yoga die östliche Vorstellung der Chakren als Kraftzentren schätzen, die die Funktionen unseres Körpers regeln und wichtige Informationen für unser Wohlbefinden bereithalten.

Während meiner Jungschen Analyse erforschte ich archetypische Symbole und die Durchgangsriten verschiedener Völker und Kulturen. Eines der Bücher, das ich in jener Zeit las, war »Die Medizinfrau« von Lynn Andrews. Darin erzählt sie die wahre Geschichte, wie sie, unter der Anleitung einer indianischen Medizinfrau, die Aufgabe gestellt bekam, sich von einem angsteinflößenden Mann einen gestohlenen Hochzeitskorb zurückzuholen. Ich war fasziniert von den Parallelen zwischen ihrem Unterfangen und meinem eigenen Jungschen Transformationsprozess, in dem ich meine Weiblichkeit von meiner einschüchternden männlichen Seite zurückgewann.

Ich las den Prospekt genauer, interessiert, mehr über diesen einzigartigen Prozess mit inneren Bildern zu erfahren, der diese drei Traditionen zusammenführte. Als ich weiter las, erfuhr ich, dass die Tiefenimagination, begründet und entwickelt von Dr. Eligio Stephen Gallegos, geistige Bilder als ein Mittel nutzt, um unmittelbar mit der eigenen Kraft zu kommunizieren. Jedes Bild, das spontan in der Vorstellung einer Person erschien, versinnbildlicht einen Teil des eigenen energetischen Zustandes. Indem man durch einen inneren Dialog eine enge und respektvolle Beziehung mit diesen Bildern eingeht, kann eine neue Perspektive gewonnen werden. Alte Traumata und emotionale Wunden werden geheilt, und dies führt zu einer stärkeren, gesünderen Beziehung mit unserem ganzen Selbst.

Während meiner Jungschen Traumarbeit hatte ich mich oft gefragt, warum man auf einen großen Traum warten sollte, um die Heilung zu aktivieren. Ich dachte, dass diese einfache Technik mit inneren Bildern, bei der man still wird, sich entspannt, lauscht und schaut, was vor dem geistigen Auge auftaucht, durchaus eine wirkungsvolle Methode für seelisches und geistiges Wachstum sein konnte.

Bilder von Tieren wurden für diese Arbeit mit inneren Bildern als bedeutsam beschrieben. Weil sie instinktiv wissen, wer sie sind und wie sie mit anderen und der Erde sein können, spiegeln Tiere eine ursprüngliche Weisheit wider. Sie sind auf eine Art weise, welche die Menschen in unserer Kultur vergessen haben.

Trotz des Zeitdrucks, unter dem ich stand, konnte ich nicht aufhören zu lesen. Indem ich diesem »schwingungsmäßigen Ziehen« an meiner Energie folgte, wurde ich instinktiv zu der Tiefenimagination hingezogen wie ein Tier, das seinen Weg erschnüffelte, um nach Hause zurückzufinden.

Gewöhnlich war ich ein eher vorsichtiger Mensch, und so war ich von der Dringlichkeit überrascht, mit der ich die Tiefenimagination kennenlernen wollte. Kaum war ich zu Hause, machte ich einen Termin bei Florence Gaia, einer ganzheitlichen Lebensberaterin und Praktikerin der Tiefenimagination.

ZWEI

Verschlungene innere Pfade

Liebst du dich selbst genug, um mit den Ohren deines Herzens auf all die anderen Stimmen in deinem Inneren zu hören?

ELIGIO STEPHEN GALLEGOS

Die Arche besteigen

Während ich zu meiner ersten Sitzung fuhr, war mein Geist voller Sorgen und Fragen. Würde es mir gelingen, diese spontanen Bilder und Tiere zu sehen? Was, wenn ich überhaupt nichts sah?

Als ich bei Florence war, beruhigte mich ihre schlichte und entspannte Herangehensweise, und ich war erleichtert, von ihr zu hören, dass es keine richtigen oder falschen geistigen Bilder gibt. Florence erklärte, dass Menschen die Bilder auf ganz unterschiedliche Weise erfahren. Es gibt eine unendliche Zahl von Dimensionen, und wir treffen unsere Tierführer nicht in diesem »Hier und Jetzt«, sondern in einer Dimension, in der die Archetypen ihre ursprüngliche Existenz haben. Manche Menschen sehen oder hören sie klar und deutlich, während andere nur so ein Gefühl von ihnen haben, ganz ohne klare Bilder.

Während der Sitzung sollte ich den Fokus auf jedes meiner sieben Chakren richten, eines nach dem anderen, und bei jedem nach einem Tier fragen, das hervorkommen sollte. Welches Bild auch immer spontan in meinem Geist erschien, sollte ich respektvoll begrüßen und fragen, ob es eine Botschaft für mich hätte. Dieser Dialog würde mir helfen, eine engere Beziehung zu diesen

Tierwesen aufzubauen und meine verschiedenen Energien besser zusammenzubringen.

Die Kommunikation und Beziehung zwischen dem Individuum und seinen Tierbildern schien der Kern der Arbeit zu sein. Die Rolle des Therapeuten war es, den Patienten durch eine einleitende Entspannungsmeditation zu führen und dann den Dialog zwischen dem Klienten und seinen oder ihren Geschöpfen zu fördern.

Mit dem Gefühl, dass alles seine Richtigkeit hatte, machte ich es mir auf der Couch bequem und schloss meine Augen. Während der einleitenden geführten Meditation half Florence mir, mich auf meinen Atem zu konzentrieren und mein Gewahrsein in meinen Körper zu bringen. Es erinnerte mich stark an die Art, wie ich mich vor einer Yoga-Übungsstunde entspannte.

Ich hatte die Augen geschlossen, und Florence bat mich, meine ganze Aufmerksamkeit auf das Kronenchakra zu richten. Auf dem Scheitel und sich nach oben ausdehnend, steht das Kronenchakra in Beziehung zur eigenen Spiritualität. Ich nahm mir etwas Zeit, um die in meinem Kronenchakra anwesende Energie zu spüren, und war erstaunt, dass es hell, strahlend und fast golden war.

Auf Florences Anweisung bat ich still in meinem Inneren, dass ein Tierführer hervorkommen möge. In meiner Vorstellung tauchte plötzlich ein wunderschöner Schmetterling auf, der mit einem freundschaftlichen Kitzeln auf meinem ausgestreckten Finger landete. Sein Auftauchen zog mich fort aus meiner gewohnten Art zu sein und hinein in den Zauber seiner Welt.

»Schmetterling«, flüstere ich sanft, erleichtert, dass tatsächlich ein Tier zu mir gekommen ist.

Als ich Schmetterling genauer anschaue, kann ich sehen, dass er ein lebhaftes Muster leuchtender Farben hat, die im Licht strahlen.

Florence schlägt ruhig vor, ich solle Schmetterling fragen, ob er eine Botschaft für mich hätte. Als ich frage, verändert sich die Erscheinung Schmetterlings. Seine Flügel werden riesig und braun wie bei einer gigantischen Motte. Er wird so groß, dass er meine ganze innere Leinwand mit seiner dunklen Farbe ausfüllt. Ich kann die Gestalt Schmetterlings in der Dunkelheit nicht mehr ausmachen. Ich verstehe nicht, was geschieht, und mir wird ganz mulmig. Auf Florences Anregung teile ich dieses Gefühl mit Schmetterling, der, immer noch braun, wieder in seiner ursprünglichen Größe erscheint und von Licht umgeben ist.

»Du musst vor der Dunkelheit keine Angst haben«, sagt Schmetterling freundlich. »Man braucht Licht, um in die Dunkelheit zu blicken.« In der Wärme des Lichts fühle ich mich sicher mit Schmetterling in meiner Nähe. Als mein Körper sich wieder entspannt, sehe ich, wie das dunkle Braun sich zu einem wunderschönen vollen Purpur abmildert und sich dann von einem großartigen Farbenspiel ins nächste verwandelt. Als sie über die innere Leinwand meiner Vorstellung strömen, fühlt sich jede Farbe an, als würde sie auch durch mich strömen und mich besänftigen.

Da er wahrnimmt, dass ich mich wohler fühle, fliegt Schmetterling auf mich zu und kommt mir so nah, dass er mir die Augen bedeckt. Da er jedoch durchscheinend ist, kann ich das helle Licht von der anderen Seite her leuchten sehen. Die Strahlkraft fühlt sich magisch an! Diese liebevolle, leuchtende Energie von Schmetterling fühlt sich ganz anders an als die schwerere, düstere Energie der Dunkelmotte, die er kurzzeitig war.

Florence meint, ich solle Schmetterling nach diesem Gegensatz fragen. Schmetterling sagt: »Es gibt eine Verbindung zwischen der Dunkelheit und dem Licht!« Dann erscheint Dunkelmotte wieder, und sie flattern gemeinsam, Dunkelmotte unten und Schmetterling oben. Da ich sie zusammen fliegen sehe, habe ich weniger Angst vor Dunkelmotte.

Florence meint, ich solle fragen, ob es etwas gibt, das ich über die hellen und dunklen Bilder wissen muss. Schmetterling antwortet: »Dunkel und Licht sind zwei wichtige Aspekte für dich«, und fügt dann sanft hinzu: »Ich werde dir mit der Dunkelheit helfen.« Ich verstehe nicht, was er meint oder wie er mir helfen will, aber ich vertraue ihm und bin dankbar für seine Hilfsbereitschaft.

Mit dem Gefühl, dass der Dialog fürs erste beendet ist, und dankbar für sein warmes Licht und seine wohltuende, farbige Gegenwart, verabschiede ich mich. Ich weiß, dass ich ihn wiedersehen und mehr von diesem neuen Freund lernen werde.

***

Bei meiner nächsten Sitzung bittet Florence mich, meine Aufmerksamkeit auf mein Stirnchakra zu richten, das etwas oberhalb der Augenbrauen zwischen ihnen liegt. Dieses Chakra, auch »Drittes Auge« genannt, ist mit Intuition und Wissen verbunden.

Als ich mich auf mein Stirnchakra konzentriere und nach einem Tierführer rufe, sehe und fühle ich eine große braune Schlange mit einer diamanten-gemusterten Haut, trichterförmig auf meiner Stirn zusammengerollt. Schlange erscheint sehr machtvoll. Anfangs bin ich etwas besorgt, eine Schlange als Führerin zu haben, aber sie wirkt nicht bedrohlich, sondern zu meiner Überraschung sogar sehr freundlich. Ich habe das starke Gefühl, dass ich Schlange trauen kann.

Als sie gefragt wird, ob es etwas gibt, das ich wissen sollte, wendet sie sich langsam um und kriecht auf der Seite meines Gesichtes hinab. Als sie meine Wange berührt, fühlt sie sich an wie kühler Samt, und plötzlich bin ich eins mit Schlange. Aus dem Innern von Schlanges Kopf sehe ich mit ihren Augen. Es ist faszinierend! Mit Schlanges Blick kann ich in weite Fernen sehen. Meine Augen erblicken eine liebliche grüne Landschaft, so gesund, so üppig, so schön!

Schlanges Gesichtssinn scheint die Zeit zu transzendieren. Sie ist die letztlich Wissende von allem, sieht Vergangenheit, Gegenwart und Zukunft und deren Verknüpfung. Als Schlange habe ich das Gefühl, diese erstaunlichen Fähigkeiten ebenfalls zu haben. »Diese Art zu sehen, das ist, was ich dir heute zeigen will«, sagt Schlange. Mein Verstand versucht zu begreifen, wie diese Verschmelzung mit Schlange vor sich gehen konnte. Schlange erklärt mir, dass ich es nicht verstehen muss, ich muss nur sie sein.

Indem ich es zulasse, mit diesem inneren Bild zu fließen, werden mir alle die Jahre bewusst, da ich nicht mit dieser Art zu sehen verbunden war. Weil ich die meiste Zeit meines Lebens im Modus »etwas tun und beschäftigt sein« zugebracht habe, zieht es mich plötzlich stark zu dem hin, was ich bisher nicht gewusst hatte. Beeindruckt von der Gabe ihrer Weisheit, scheide ich von Schlange, ich danke ihr mit großer Hochachtung und sage auf Wiedersehen.

***

Ganz in Bann geschlagen von dem, was ich erlebt hatte, wartete ich gespannt auf die nächste Sitzung, auf der ich meinem Führer des Kehlkopfchakras begegnete, jener Stelle, die eine Beziehung zu meiner Stimme in der Welt und meiner Fähigkeit hat, auf den verschiedenen Ebenen zu kommunizieren.

Ein kleiner Vogelschnabel erscheint, und ich bin ganz gebannt von seinem sanften melodiösen Gesang. Als ich lausche, wird mir ganz leicht ums Herz. Ich heiße Vogelschnabel willkommen.

Als ich eine liebliche Melodie höre, die frei aus meiner eigenen Kehle kommt, erkenne ich, dass ich Vogelschnabel geworden bin. Der Klang meiner Stimme erstaunt mich! Ich liebe es im Alltag zu singen, aber ich hätte nie gedacht, eine Melodie zu erfinden. Jetzt, da ich meinem wunderschönen Lied lausche, lache ich und freue mich über meine neugefundene Fähigkeit, eine Melodie zu komponieren.

Unangekündigt fliegt Dunkelmotte aus meiner ersten Sitzung in mein Gesichtsfeld, und es fällt mir schwer zu hören. Ein Schatten fällt auf mein Glück. Als ich Florence davon erzähle, schlägt sie vor, ich solle fragen, ob ich etwas über Dunkelmotte wissen muss.

Als ich frage, sagt Kleiner Vogelschnabel: »Sie ist ein Teil von dir.«
»Was soll ich tun, wenn sie auftaucht?« frage ich. Kleiner Vogelschnabel sagt: »Singe für sie. Habe keine Angst vor ihr. Liebe sie. Wenn du ihr mit Liebe begegnest, wird sie auch heller werden.«

Ich tue wie geheißen und singe für Dunkelmotte, und so schnell wie sie gekommen ist, fliegt sie davon.

»Fühle die Kraft in dir, dich Dunkelmotte zu stellen«, ermutigt mich Kleiner Vogelschnabel. Als ich mich von meiner winzigen Freundin verabschiede, danke ich ihr für ihre herrliche Melodie, ihre Weisheit und Ermutigung und sehe sie durch die Bäume davonflattern.

✳ ✳ ✳

Als nächstes lud ich den Tierführer meines Herzchakras ein, des Zentrums von Liebe und Mitgefühl in meinem Körper, sich zu zeigen.

Merkwürdigerweise fällt mir in dem Moment eine Steinfigur ein, die ich zu Hause habe. Sie stellt eine kniende Frau dar, die hingegeben die Arme ausstreckt, um ein Reh zu füttern. Als ich die Statue anschaue, wird meine Aufmerksamkeit von dem Reh angezogen. Sogleich muss ich an eine meiner Lieblingsszenen im Film »Bambi« denken, als Bambi zum ersten Mal einem Stinktier begegnet.

Als ich das süße Stinktier den Kopf aus einem Büschel Blumen strecken sehe, erfüllt ein Gefühl von friedvoller, liebender Einheit meinen ganzen Leib. Ich bin zu Hause!

Erst denke ich, Bambi sei mein Tierführer für mein Herzchakra, aber als ich es direkt anschaue, fängt es an zu verblassen. Stinktier schaut mich mit einem Blinzeln an, und auf einmal ist klar, dass Stinktier mein Herzchakra-Führer ist!

Ich lache laut auf, bin überrascht, aber erfreut. Aus irgendeinem Grund scheint es ganz richtig zu sein, Stinktier in meinem Herzen zu haben. Ich spüre, dass ich es schon kenne. So sanft und stark, ist Stinktier sehr einfach, unschuldig, liebevoll und anderen gegenüber offen. Doch es verhehlt sein Stinktiersein nicht und verteidigt sich falls nötig. Ich liebe kleines Stinktier und sage es ihm. Es lächelt schüchtern. Stinktier hat eine schlichte, einfache Botschaft.

»Zu lieben ist so leicht«, sagt es. »Sei einfach du selbst.« Süß lächelnd winkt Stinktier zum Abschied, verschwindet in den Blumen und lässt mich mit einem freudigen Herzen zurück.

***

Ganz neugierig darauf, welche anderen Tiere noch in meinem Innern auf mich warten, war ich ganz gespannt auf meine nächste Sitzung, bei der ich meinem Solarplexus-Tier begegnen würde. Diese Stelle unter dem Brustkorb hat mit meinem Willen zu tun und mit meiner Kraft, klar, entschieden und wirkungsvoll zu handeln.

Die Energie hier fühlt sich sehr ruhig aber unglaublich kraftvoll an. Als ich einen Tierführer herbeirufe, verblüfft mich ein massiver brauner Büffelkopf, der direkt aus meinem Solarplexus auftaucht. Büffels breite flache Stirn ist breiter als meine Hüfte. Ich kann die erdige Wärme seines dicken braunen Fells fühlen und riechen, als es an meiner Nase vorbeistreicht. Ich sehe die freundliche Kraft in seinen großen braunen Augen.

Mit jedem Atemzug wächst mein Gewahrsein von Büffels ungeheurer Größe und Festigkeit. Sein breiter Kopf dehnt meine Rippen, schafft Raum und erlaubt so mehr von seinem Körper hervorzukommen. Mit dieser Ausdehnung wird mein Atem weniger mühsam. Meine Rippen biegen sich um Büffels Kopf, während der Rest meines Oberkörpers eine Art Kopfschmuck für ihn bildet. Es ist offensichtlich, dass Büffel mein Rückhalt ist.

Büffel bittet mich, eins mit ihm zu werden. Ich sehe, wie meine Beine und Füße in seine Beine und Hufe eintreten. Mein Körper ist Büffels Körper. Ich bin kompakt und standfest. Ich stehe fest verwurzelt auf der Erde, doch weiß ich, dass ich mich schnell bewegen kann, wenn es nötig ist. Büffel kommt mir vertraut vor, als wären wir schon lange zusammen.

Büffel weiß genau, wie er zu sein und was er zu tun hat. Seine Beziehung zu sich selbst, zu anderen Büffeln und zur Erde scheint unkompliziert zu sein. Als Büffel, in der wahren Beziehung zur

Erde, grase ich ruhig auf der Wiese. Aus einem inneren Wissen heraus gehe ich, nachdem ich hier etwas Gras gegessen habe, weiter, um an einer anderen Stelle zu grasen.

Ich danke Büffel für sein Kommen und dafür, mir seine ungeheure, verlässliche Kraft gezeigt zu haben.

Als sich mein Gewahrsein für seine Gegenwart verflüchtigt, bleiben meine Rippen und mein Solarplexus offen und geweitet. Ich habe ein Gefühl für meine eigene feste Kraft, wie ich es bisher nicht gekannt hatte.

***

Bei meiner nächsten Sitzung, kaum dass ich meine einleitende Entspannung hinter mir hatte, verlangte mein Bauchchakra direkt unter dem Nabel, das Zentrum für Gefühle, Emotionen und Leidenschaften, meine Aufmerksamkeit.

Schnell springt aus meinem Bauch ein riesiger brauner Bär mit mächtigen Armen hervor und streckt sie nach mir aus, als hätte er mich dringend erwartet. Bär ist so lebhaft! Seine Arme sind weit geöffnet, um mich und die ganze Welt zu umarmen. Ich werde von seiner Begeisterung und seinem Gelächter mitgerissen und schließe ihn auf der Stelle in mein Herz! Ich frage Bär, ob er eine Botschaft für mich hat.

»Ich bin Teil eines lebendigen, erwachenden Geistes«, erzählt mir Bär. Auf der Stelle fühle ich mich mit Bär eins werden. Ein angenehmes Kribbeln erfüllt meinen ganzen Körper mit leidenschaftlicher Freude. Meine Arme sind hingegeben, machtvoll und offen. Auch wenn mir diese Energie bekannt vorkommt, so bin ich von ihrer Freude und Dringlichkeit überrascht.

Umhergehend und mich an Bärs Lebendigkeit freuend, sage ich aufgeregt zu ihm: »Ich fühle mich so überaus lebendig!« Bär freut sich über meine Begeisterung, dann fordert er mich auf: »Fühle diese Kraft, achte und ehre sie. Sie steht dir zur Verfügung.«

Als es Zeit ist, sich zu trennen, mag ich Bärs Körper gar nicht verlassen. Bär versichert mir, er würde bei mir sein, wann immer ich an ihn denke. Ich danke ihm dafür, dass ich seine aufmunternde Kraft mit ihm teilen durfte. Als wir uns verabschieden, drücke ich ihn an mich und sage: »Ich liebe dich. Ich werde dich nie vergessen.« Ein ganzer neuer Teil von mir war zum Leben erweckt worden!

***

Meinem letzten Tierführer begegnete ich an meinem Grund- oder Wurzelchakra, das am Ende der Wirbelsäule sitzt. Seine Funktion hat mit der Beziehung oder Verbindung zur Erde zu tun, auch mit dem Gefühl, sich im Leben sicher und geborgen zu fühlen.

Die Kraft in diesem Bereich fühlt sich schwer und zusammengedrückt an. Als ich darum bitte, dass ein Tierführer hervorkommen möge, sehe ich dichtes grünes Moos. Ich schaue genauer hin und sehe winzige Käfer auf ihm. Unter dem dicken Moos sehe ich Schichten von feuchter, brauner Erde. Noch weiter darunter, vergraben in der reichen Erde, sehe ich eine alte Nautilusschale, und erkenne, dass sie mein Wurzel-Tierführer ist. Auch sie hat auf mich gewartet, um mit mir zu reden.

Sie liegt ruhig in der Dunkelheit unter der Erde, als sei sie ein Teil derselben. Sie ist schon seit Jahrtausenden hier. Die Nautilusschale ist wie eine vergrabene Perle – jenseits aller Farben. Und mit großer Ehrfurcht spüre ich, sie ist »die Mutter«.

Ich frage Mutter Nautilusschale, ob sie eine Botschaft für mich hat, und sie sagt: »Du musst keine Angst vor der Dunkelheit haben, denn ich bin die Dunkelheit.« Meine Überraschung über ihre Erwähnung des Dunklen wird von dem dringenden Bedürfnis verdrängt, eins mit ihr zu werden. Sich mit der Nautilusschale zu vereinen, hat eine friedvolle, zeitlose Qualität. Sie hat unendliche Kraft und die Fähigkeit, sowohl im Dunklen als auch im Hellen zu leben. Mutter Nautilusschale ist still und fließt dabei über vor Leben. Sie sagt mir: »Ich bin dein Bindeglied zur Erde und zu deinen Vorfahren.«

Ihre uralte Liebe für mich und ihre geheiligte Verbindung zur Erde durchfluten meinen Leib. Ich danke Mutter Nautilusschale dafür, ihre ewigen Gaben mit mir zu teilen. Wenn man ihre uralte Heiligkeit bedenkt, kann man mit Worten gar nicht sagen, wie sehr ich geehrt bin, sie zur Führerin zu haben.

★★★

Einige Tage nach der letzten Sitzung, als ich eine gewundene Landstraße entlang von der Arbeit nach Hause fuhr und an einer Farm vorbeikam, sah ich ein herrliches schwarzes Pferd auf einer Koppel stehen. Ich hielt meinen Wagen am Straßenrand an, und mit meinem neuen Verstehen setzte ich mich friedlich hin und beobachtete dieses Pferd.

Seine Nüstern wittern und sein Atem dampft in der prickelnden Luft. Seine Augen sind wie dunkle flüssige Teiche, die mich einladen, mit seinem Geist zu schwimmen. Ich erlebe eine tiefe Verbundenheit mit diesem Pferd. Ich spüre seine erstaunliche Energie und ungeheure Kraft in meinem Leib, als wären sie mein. Mein Körper bewegt sich, wenn es sich bewegt. Diese unerwartete Vereinigung nimmt mir den Atem.

Meine Wahrnehmung von und meine Beziehung zu Tieren wurden durch meine Reisen in der Tiefenimagination für immer verändert. Ich weiß jetzt endlich ganz tief in mir, dass wir alle verbunden sind auf dieser Erde. Was immer irgendeinem Tier auf diesem Planeten passiert, geschieht mir genauso. Mit der unanfechtbaren Eindeutigkeit der Erfahrung, nicht nur mit meinem Verstand, sondern mit meinem ganzen Leib erfasste ich die wahre Bedeutung von »Einssein«.

Ich liebe mein erhabenes Sein im Hass

Während meiner Sitzungen mit meinen Chakratieren erwähnten sie mehrfach die Aspekte von Dunkelheit und Licht. So beschloss ich, dass ich bei meiner nächsten Sitzung diese gegensätzlichen Kräfte oder Polaritäten einmal erfahren wollte.

Nach meiner Entspannungsmeditation fragte ich mich innerlich, mit welcher Polarität ich anfangen sollte. Unerwartet machten mir meine Tiere klar, dass ich nicht meinen Tierführern des Dunkels und des Lichtes begegnen sollte, sondern meinen Führern von Liebe und Hass.

Es faszinierte mich, dass meine Tierführer ihre eigenen Vorstellungen davon hatten, was als nächstes dran war, und ich vertraute auf ihr Urteil. Ich fragte, welchem Tierführer – Hass oder Liebe – ich zuerst begegnen sollte.

Ein wunderschönes Reh erscheint, und ich weiß, es ist mein Tier der Liebe. Ich sehe zu, wie Reh sich vor meinem geistigen Auge von einem jungen Kitz in einen Bock und dann in eine Ricke verwandelt. Ich verstehe die Bedeutung dieser Verwandlungen nicht, doch da ich Reh gerne annehme, frage ich es, was ich lernen soll.

Reh sagt mir: »Du kannst sanftmütig und doch stark sein.« Ich sehe, wie stark seine Beine und sein Hals sind und wie sanftmütig demgegenüber sein Geist. Ich erfreue mich an Reh, das anmutig durch den Wald streift.

»Höre auf dein Herz, die Vögel und die Luft«, erklärt Reh freundlich. »Dein Herz sehnt sich danach, frei zu sein. Lass es fliegen und mit den Vögeln in den Bäumen tanzen.« Mein Herz folgt seinem Rat, und Reh und ich hüpfen durch den Wald und lachen.

Außer Atem halten wir an, um zu verschnaufen, und Reh sagt, es sei hungrig. Als ich meine Hände ausstrecke, um es zu füttern, beginnt Reh größer zu werden. Wieder wandelt sich seine Gestalt von weiblich zu männlich und schnell wieder zu weiblich. Ich will, dass es weiblich bleibt, und das erscheint mir ein Widerspruch zu sein. Merkwürdigerweise habe ich das Gefühl, Reh in seiner männlichen Form näher sein zu können. Und obwohl ich erkenne, dass diese Gefühle bedeutsam sind, ist mir nicht klar, warum.

Da es meinen inneren Widerstreit und mein Bedürfnis versteht, bleibt Reh als Ricke in seiner weiblichen Gestalt. Ich frage Ricke, ob ich etwas über diese Verwirrung wissen muss. Ricke lächelt und fordert mich auf, sie zu berühren. Als ich mich Ricke nähere und meine Arme um ihren muskulösen Hals lege, fühle ich das warme Behagen ihres Körpers. Als meine Finger über ihr glattes Fell streichen, spüre ich ihre Liebe für mich, und jeglicher Zwiespalt wegen des Weiblichseins verschwindet. Von ihrer weiblichen Kraft und Anmut gestärkt, weiß ich, dass ich alles schaffen kann. Ich danke ihr für ihre Geduld.

Mein Tierführer des Hasses wartet auf mich, und ich bin ängstlich. Als ich es bitte, zum Vorschein zu kommen, sehe ich völlige Dunkelheit. Voll Unbehagen denke ich, mein Tierführer des Hasses müsse ein schreckliches Ungeheuer sein, das sich in der Dunkelheit verbirgt.

Plötzlich sehe ich in einem blendenden Lichtstrahl vier Beine und einen Schwanz. Als ich dieses leuchtende Bild betrachte, wird mir gewahr, dass dieses Tier mir keine Furcht einjagen will. Da ich langsam die Angst vor der Begegnung mit diesem Tier verliere, wird das Bild deutlicher.

Ich sehe weißes Fell und bin erstaunt, dass mein Hasstier nicht dunkel und hässlich ist. Als das Tier den Kopf hebt, sehe ich, dass es ein weißer Wolf ist, beeindruckend und erhaben. Sein reinweißes Fell glitzert im Licht. Weißer Wolf ist eine Wölfin. Sie ist nicht schlecht oder bösartig; tatsächlich spüre ich, dass Weiße Wölfin mit dem Göttlichen verbunden ist. Sie signalisiert mir, näherzukommen und an ihrem Fell zu riechen. Als ich meine Nase in ihren dicken Pelz bohre, erinnert mich das an den Geruch von Erde, und eine angenehme Wärme wandert durch meinen Körper. Im Stillen frage ich mich, wie dies Hass sein kann. Er ist nicht dunkel!

Schließlich frage ich: »Bist du mein Hasstier?«

Weiße Wölfin antwortet: »Es liegt allein daran, wie du es siehst. Wenn ich im Wald bin, außer Sicht oder verborgen in der Dunkelheit, bin ich Hass oder Zorn. Außerhalb der Schatten bin ich Liebe und Licht. Umarme Hass und Zorn, denn sie sind bloß andere Aspekte von dir.«

Ricke, die geduldig an meiner Seite gestanden hat, leckt mir liebevoll die Wange. Ich bitte die beiden Tiere, Ricke der Liebe und Wolf des Hasses, sich zu begegnen. Als sie sich gegenüberstehen ist klar, dass sie sich kennen und schätzen und sich gut vertragen.

Ich frage, ob es für die beiden Tiere angebracht wäre, zu einem zu werden. Auf der Stelle verschmelzen Weiße Wölfin und Ricke und verwandeln sich in einen herrlichen Weißkopfadler.

»Komm mit uns, wenn wir fliegen, und du wirst sehen, vereint sind wir am mächtigsten«, sagt Adler. Ich klettere auf Adlers starken Rücken und ergreife seine mächtigen Flügel. Wie wir zusammen dahinschweben, werde ich gewahr, wie sicher und ausgeglichen Adler sich fühlt und wie strahlend lebendig ich mich fühle. Wir gleiten durch den hell leuchtenden Himmel. Dann landet Adler auf einer Felsspitze, um mich absteigen zu lassen, spreizt seine königlichen Flügel und fliegt davon.

Diese Reise zu den Polaritäten spielte eine sehr wichtige Rolle beim Ausgleich und der Heilung meiner Energien, und der Ablauf ermutigte mich, meinen rationalen, denkenden Verstand auszuschalten, die Kontrolle aufzugeben und darauf zu vertrauen, dass meine Tierführer genau wussten, was zu geschehen hatte und wann.

Findig und schöpferisch lehrten mich Ricke und Weiße Wölfin, Aspekte meines Lebens in mir zu vereinen, die ich sonst nicht als wesentlich für meine Heilung angesehen hätte. Indem sie mein Verständnis von Hass und Zorn erweiterten und neu verstehen ließen, holten Ricke und Weiße Wölfin diese Gefühle ans Licht und schufen eine liebende Annahme dort, wo zuvor Furcht und Scham waren.

Ebenso wichtig war die einfühlsame Art, in der sie mir zur Seite standen, um meine Wahrnehmung des weiblichen Wesens zu verändern. Ich hatte mich in der männlich orientierten Welt eingerichtet, das verstanden Ricke und Weiße Wölfin, und geduldig brachten sie mich dazu, mich mit der Weiblichkeit wohler zu fühlen. Sie zeigten Stärke und dabei Sanftmut, und indem sie den Tastsinn, das Riechen und das Sehen nutzten, halfen sie mir, mich wieder am weiblichen Wissen auszurichten, mehr an meinem Körper als an meinem Verstand. Als ich mich der Verletzlichkeit und dem Vertrauen öffnete, begannen alte Wunden zu heilen.

Ricke und Weiße Wölfin erinnerten mich an mein natürliches Band mit der Erde und bereiteten so mit großer Kraft den fruchtbaren Boden für alle meine zukünftigen Reisen und Verbindungen mit dem Weiblichen.

Ein Ort, wo man hingehört

Von Prokrustes, dem alten Helden von erzwungener Konformität, heißt es in der griechischen Mythologie, er habe an der Straße nach Athen ein Bett aufgebaut, auf das sich alle, die vorbeikamen, legen mussten, um sich vermessen zu lassen. Athen, zu jener Zeit das Zentrum von Kultur und Fortschritt, stellt sinnbildlich Errungenschaften und Erfolg dar. Der Legende nach, mussten die Reisenden genau in Prokrustes Bett passen, wenn sie ihren Weg fortsetzen wollten. Mit anderen Worten, das Bett stellt »den Standard« dar. Alle, die zu lang oder breit waren, wurden zurechtgestutzt. Die zu kurzen wurden gestreckt.

Etwas Ähnliches geschieht heute in unserer Gesellschaft. Als Kinder lernen wir, dass manche unserer Gefühle, Wünsche, Fähigkeiten und sogar Träume von unserer Familie oder der Gesellschaft, in der wir aufwachsen, nicht akzeptiert werden. Da wir Liebe und Anerkennung brauchen, lernen wir, diese Teile von uns selbst abzulegen oder zu verleugnen. Unsere Eltern, Lehrer und andere Autoritätspersonen bringen uns bei, dass sie besser wissen als wir, was gut für uns ist. In der Folge geben wir unsere Einzigartigkeit oft auf und versuchen, uns an die Vorgaben, Erwartungen und Anforderungen von anderen anzupassen.

Diese abgespaltenen Teile bleiben oft sogar vor uns selbst verborgen. Wir begraben sie bei lebendigem Leib. Wenn sie begraben bleiben, werden sie zu Wunden in unserer Seele. Das Selbstbild, das wir kennen und anerkennen, stimmt mit ziemlicher Sicherheit nicht mit dem überein, wer wir wirklich sind. Wir überleben. Wir sind vielleicht sogar nach den Maßstäben der Kultur, in der wir aufwuchsen, sehr erfolgreich. Doch das sind die »Leben der stillen Verzweiflung«.

Nachdem wir wesentliche Teile von uns als Individuen begraben und vergessen haben, können wir keine wahren, lebensfrohen Individuen mehr sein. Um all das zu sein, was in uns angelegt ist, müssen wir in die Vergangenheit zurückgehen und all unsere abgelegten Fähigkeiten, Träume und Energien wieder einsammeln. Sobald wir sie in unsere Gegenwart bringen, sie anerkennen und uns zu ihnen bekennen, können wir uns wieder unserer wahren Identität erinnern und sie wieder herstellen.

In der Tiefenimagination wird die Versammlung aller Energien oder Chakratiere ein »Rat« genannt. Der Kronenchakra-Führer bestimmt, wenn ein Rat abzuhalten ist. Wenn die Zeit noch nicht reif ist, sagt der Kronenchakra-Führer, was zuerst erforderlich ist. Wenn die Zeit gekommen ist, bestimmen alle Chakratiere gemeinsam die Tagesordnung der Besprechung und wie sie für das Wachstum und Wohlbefinden der Person zusammenarbeiten wollen.

Sinn und Zweck des Rates ist, dass alle Energien freier und mehr im Gleichgewicht zusammen fließen. Nach einer Ratssitzung berichten die Menschen, dass sie sich anschließend mehr in Frieden und ihrer Mitte und mehr im Einklang mit ihrem Leben fühlen. Der Rat fungiert ganz wie ein Ältestenrat, der den Stamm überwacht, fördert und führt.

Manche der Tiere kennen sich vielleicht schon und arbeiten gut zusammen. Andere begegnen sich vielleicht zum ersten Mal, und manchmal müssen Konflikte gelöst werden. Jede Ratsversammlung ist einzigartig und hängt ganz davon ab, welche Heilung nötig ist.

Bevor mein erster Rat beginnt, begrüße ich jedes meiner Chakratiere:

Schmetterling: Scheitel (Spiritualität)

Schlange: Stirn (Wissen/Intuition)

Vogelschnabel: Kehle (Stimme/Kommunikation)

Stinktier: Herz (Liebe/Mitgefühl)

Büffel: Solarplexus (Wille/persönliche Macht)

Großer Brauner Bär: Bauch (Gefühle/Emotionen)

Mutter Nautilusschale: Wurzel (Erdung/Überleben)

Trotz all der unglaublichen Botschaften und Gaben, die mir meine Tierführer gebracht hatten, konnte nichts mich auf die intensive Erfahrung und die erstaunliche Heilung meines ersten Rates vorbereiten.

Zuerst kaum merklich und dann stärker kommt in meinem Körper ein kreisendes Gefühl auf. Meine ganze Energie beginnt, sich kraftvoll zu drehen, und instinktiv greife ich nach einem Halt. Ich habe kurz das Empfinden zu stürzen, aber dann fühlt sich der Boden meines Seins solide und fest an. Meine Brust und mein Unterleib weiten sich, und mein Körper pulsiert von Leben. Ich kann alle meine Chakratiere an ihren unterschiedlichen Stellen im Körper spüren und sehen.

Schlange schiebt sich von meiner Stirn herab und gleitet um Kleiner Vogelschnabel herum. Einen Augenblick lang bin ich besorgt, schaue aber ruhig zu. Schlange kriecht langsam weiter meinen Körper hinab, um die anderen Tiere zu treffen. Schmetterling, mein Kronentier umflattert mich. Stinktier lächelt und nickt, als Büffel unterhalb meiner Rippen auftaucht. Ich bin mir Mutter Nautilusschales stillen Einverständnisses bewusst.

Ich sehe und fühle Bär, als er halb aus meinem Bauch auftaucht. Bär dreht sich mit weit ausgestreckten Armen und zeigt an, dass sich alle in einem Kreis aufstellen sollen, den die Tiere auf meinem

Körper bilden. Bär hat unter den Tieren einen sehr wichtigen Platz, da seine allumfassenden starken Arme den Kreis halten. Zugleich ist auch klar, dass jeder Tierführer auf seine je eigene Weise wichtig ist. Sie lieben und achten einander und arbeiten gut zusammen.

Als sich der Kreis bildet, höre ich Musik, ein Lied, das mit dem sanften Geräusch des Atems aller Tiere beginnt und mit einem durchdringenden Crescendo ihrer unterschiedlichen Laute endet. Ihr Lied und ihre Bewegung hallen in meinem Leib in einer heiligen Einheit wieder. Sie sagen mir: »Das ist der Klang des Lebens. Es ist Leben!«

Als sie sich sanft im Kreis bewegen und dabei allmählich immer schneller werden, erzeugen meine Tiere eine kribbelnde Lebendigkeit, die sich in meinem Körper ausbreitet. Immer herum und immer schneller bewegen sie sich und erzeugen Hitze mit ihrem Kreisen. Die Tiere bewegen sich so schnell, dass ich nur noch verschwommene Farben sehe, die sich in eine goldene, honigartige Flüssigkeit verwandeln. In Spiralen auf und niedersausend, bildet die warme, bernsteinfarbene Flüssigkeit einen umgedrehten Trichter, dessen große, runde Oberseite auf meinem ausgestreckten Körper aufliegt. Dieser wirbelnde Trichter wird, als sich die Laute und das goldene Licht vermischen, zu einem Strudel, der mich kreisend erfüllt und emporhebt. Wir reisen, erst als getrennte Einzelne und dann als einziges Wesen, durch das strahlende Licht nach oben, kreisen herum und wieder nach unten und fluten meinen Körper mit einem hellen Strahlen. Von den Tieren gehalten, bin ich mir meines Bandes mit ihnen und meiner unmittelbaren Verknüpfung mit dem Universum gewahr. Ich bin gleichzeitig abgetrennt und ein Teil des Ganzen, erfüllt von vollständigem Frieden und Liebe. Dann ergießen sich alle meine Tiere in Gestalt von kräftigem, goldenem Nektar direkt in mein Herz, setzen es mit ihrer Größe in Flammen.

»Du bist voller Herzgeist«, raunen sie mir zu. »Dein Herz ist golden.« Langsam wieder an ihre angestammten Plätze in meinem Körper zurückkehrend, flüstern meine Tiere mit tiefster

Zuneigung: »Du gehörst zu uns.« Meine Augen füllen sich mit Tränen, als ich mich sagen höre: »Ich habe euch so lange gesucht.« Ihre Stimmen tönen weiter in einem liebevollen Singsang: »Du hast einen Platz bei uns. Du hast einen Platz… für immer.«

Nach dem Ende des Rates, als ich mich von meinen Tieren und ihrer bedingungslosen Liebe und Annahme trennte, dauerte es eine lange Zeit, bis ich in meine normale Geistesverfassung zurückkehrte. Mein Gehirn mit seinen langen Listen von Erledigungen und Vorhaben, war unerreichbar für mich, als hätte es einen Schalter betätigt und sich selbst abgestellt. Einen klaren Gedanken zu fassen, ja selbst mich zu bewegen, fiel mir schwer. Als mein Geist sich endlich wieder mit meinem Körper vereint hatte, begann ich die gewaltige Tragweite dieses Rates zu begreifen. Mir wurde gewahr, dass meine Tiere zusammen eine wohltuende Symbiose geschaffen hatten, eine Essenz von Liebe und Wärme, die größer war als die Summe der einzelnen Teile.

Von diesem Tag an sind meine Tiere mein Vehikel, um in meine Mitte zu finden. Sie erfüllen mich mit ihrer unendlichen Liebe, und ihre Worte: »Du hast einen Platz bei uns. Du hast einen Platz für immer«, schwingen in meinem Herzen und Körper nach – als ewiger Gesang des Lebens!

Wolfsmutter

Die tiefe Liebe und Annahme meiner Chakratiere, die während des Rates so offenkundig waren, wie auch meine sich verändernde Perspektive des Weiblichen, halfen mir, mich auf die nächste große Etappe meiner Heilung vorzubereiten. Meine Tiere beschlossen, ich müsse die Polaritäten von Licht und Dunkelheit noch einmal treffen. Ich erinnerte mich, dass in den ersten Sitzungen sowohl mein Kronen- als auch mein Wurzeltier mir ihre Hilfe bei meiner Angst vor der Dunkelheit angeboten hatten, und war neugierig, was sie mit »Angst vor der Dunkelheit« meinten.

Ich war mit meiner Aufmerksamkeit bei meinem Atem, richtete mein Gewahrsein nach innen und bat meinen Tierführer des Lichtes zu kommen. Sogleich hatte eine wunderschöne weiße Eule ihren großen Auftritt.

Eule ist flaumweich und hat tiefe dunkle Augen. Ihre Schönheit und ruhige Gegenwart ziehen mich an. Eule möchte, dass ich still dasitze und sie beobachte.

Eule sagt zu mir: »Wenn du still bist, wirst du vieler Gefühle gewahr.«

Als mein Körper und Geist still werden, kommen vier Pfoten, kaum sichtbar in der Dunkelheit, zum Vorschein. Ich spüre, dass diese Pfoten zu meinem Tier der Dunkelheit gehören, und dass die Zeit gekommen ist, diesen Führer zu treffen.

Ganz langsam wird das Bild deutlicher. Ich beginne, einen buschigen Schwanz zu sehen, und weiß, es ist ein Wolf. Wolfs Körper bleibt unsichtbar, aber ich spüre seine Anwesenheit und wie mein Körper sich vor Angst anspannt. Als Reaktion auf mein Unbehagen entfernt Wolf sich von mir, wird viel kleiner und heller, sieht eher aus wie eine weiße Marmorstatue im Museum. Ich bin seltsamerweise erleichtert.

Ich schaue zu, wie sich Wolf in die Wolfsmutter der römischen Mythologie verwandelt, die die ausgesetzten Zwillinge Romulus und Remus säugte und versorgte, von denen es später hieß, sie seien die Begründer Roms. Ich sehe Wolfsmutter mit herabhängenden Zitzen, als die beiden Babys am Boden liegend nuckeln, und ich bin wie gebannt.

Nach und nach werden Wolfsmutter und ihre Babys größer und kommen mir näher. Dabei verschlingt eine Woge aus Verletzlichkeit meinen Körper. Irgendwie spüre ich, dass es schmerzhaft ist, diese Wolfsmutter zu sein mit ihrer Verbindung zur Erde und allem Natürlichen. Wie ich Wolfsmutter ihre Babys säugen sehe, wird mir gewahr, wie fremd ich der Natur und allem Natürlichen geworden bin. Ganz und gar von der Gegenwart von Wolfsmutter gefangengenommen, habe ich das Gefühl: Genau hier muss ich sein.

Wolfsmutter kommt auf mich zu, und als sie es tut, sticht ein tiefer Schmerz in meine Brust, und ich habe das komische Gefühl, von meinem Körper getrennt zu sein. Ganz langsam werde ich immer näher zu Wolfsmutter gezogen, bis ich endlich selbst zu Wolfsmutter werde. Zu meiner Überraschung fühle ich mich in ihrem Leib zu Hause. Ich empfinde ein überwältigendes Staunen und frage mich, wo ich denn die ganze Zeit gewesen bin. Diese Verbindung mit Wolfsmutter fühlt sich absolut richtig an, so, als wäre ich in meinen wahren Körper zurückgekehrt!

Meine Augen mustern meine starken, behaarten Arme. Ich fühle ihre sanfte Kraft und Macht. Als ich weiter an meinem Körper hinabschaue, sehe ich, dass ich liege und die sechs riesigen Zitzen, die meine Brust und meinen Bauch bedecken, voll Milch sind. Ich bin verwundert über diese Hügel nährenden Fleisches. Wolfsmutter ermutigt mich, ihre »Wolfheit« zu spüren. Da ich mich selbst als Wolfsmutter erfahre, steigt eine urtümliche Trauer in mir auf. Sie sagt: »Es ist in Ordnung, deine Traurigkeit zu fühlen und sie nach draußen ans Licht zu bringen.« Wolfsmutters Worte durchbohren mein Herz, und schnell steigt tiefe Trauer in meinem Körper auf und ergießt sich aus meinen Augen. Mit einem quälenden Atemzug des Erkennens weiß ich, dass diese Seelenqual mit meinen früheren Abtreibungen zu tun hat. Diese überwältigende Trauer kommt völlig überraschend, denn ich hatte ja nicht nur mit einer traditionellen Therapie an dieser Sache gearbeitet, sondern auch immer an das Recht der Frau geglaubt, selbst entscheiden zu können. Und doch wird mein Körper in diesem Augenblick unleugbar von tiefem Verlust überwältigt.

»Du musst darauf achten, was in deinem Körper vorgeht, denn dort ist es, wo du deine Erdung findest«, sagt Wolfsmutter liebevoll. Als ich ihren Worten lausche, begutachten meine Augen langsam und zielgerichtet meinen Wolfskörper, und ich gewahre drei kleine Wolfsbabys auf meinem Bauch. Augenblicklich spüre ich ein mütterliches Band zu ihnen, will jedem dieser kostbaren Wolfsbabys helfen, eine Brust zu finden. Mein Herz tut mir weh. Die Tränen strömen buchstäblich nur so mein Gesicht hinab. Ich weiß, dass diese Babys meine drei abgetriebenen Babys darstellen. Schmerzgeplagt sage ich zu ihnen: »Es tut mir so leid, dass ich es nicht geschafft habe, euch ins Leben zu bringen.« Wie ich sie nuckeln sehe, erkenne ich traurig, dass ich nicht mit meinem Körper verbunden war. Und zum allerersten Mal schließe ich meine Arme um meine Babys.

Etwas rührt sich in meinem Unterleib, und drei weitere Wolfsbabys erscheinen auf meinem Bauch! Ich weiß, dass sie die drei Babys darstellen, die Fehlgeburten waren. Mein Bauch bedeckt eine Fülle von Leben. Ich bin von Trauer erfüllt, und zugleich ist mein Herz voller tiefer Freude und Verbundenheit. »Ich bin endlich wieder ganz. Ich fühle mich, als habe ich einen ganzen Wurf«, sage ich, teile mein frohes Herz mit Wolfsmutter.

»Ich bin die Mutter«, flüstere ich und fühle, wie sie mir zustimmt, als sie tief in meine Augen und mein Herz blickt. Liebevoll bedanke ich mich bei Wolfsmutter, die mit sanfter Stimme spricht: »Deshalb bin ich gekommen.«

Als ich Eule, mein Tier des Lichts, und Wolfsmutter, mein Tier der Dunkelheit, frage, ob sie bereit sind, sich zu treffen, stürzt Eule sich herab, wobei sie sechs melodiöse Heuler ausstößt, einen für jedes der verlorenen Babys. Ich weiß, sie hat lange geduldig gewartet, um ihr Heilungslied für mich zu singen. Als Eule ihr Schaflied singt, fühle ich meine feuchten Brustwarzen der Luft ausgesetzt, und meine Brüste werden wieder voll.

Sacht fliegt Eule in Wolfsmutters Körper, und beide verschmelzen. Wolfsmutters Vorderläufe werden große weiße Flügel, während ihr Kopf halb Eule, halb Wolf bleibt. Sie hat sechs große volle Zitzen an ihrem Unterleib. Ihr Wolfsschwanz fällt zwischen ihren herrlich weiten Flügeln herab, als sie sich langsam in den Himmel erhebt.

Ich bin getrennt und gleichzeitig bin ich auch sie. Wie wir dahinsegeln, fühle ich mich wunderbar lebendig, als ich die runde grüne Mutter Erde unter uns dahingleiten sehe. Unter den Flügelspitzen sehe ich ein wunderbar helles, grünes Feld, neubepflanzt und von sprießendem Grün überzogen. »Ja, es ist ein neues Leben«, sagen sie mit warmer Stimme. »Wir feiern neues Leben in deinem Herzen.«

Als wir durch den strahlend azurblauen Himmel schweben, sehe ich drei bauschige, reinweiße Federn an jedem der großen Flügel hängen. Freudig erregt verstehe ich, dass diese sechs kleinen weißen Federn meine sechs Babys versinnbildlichen, die jetzt frei sind zu fliegen.

Dankbar für Eules geduldige Unterweisung in heiterer Gelassenheit und Wolfs intuitives Wissen von meinen Ängsten, kehre ich von dieser Reise mit einem völlig neuen Verständnis für das unbestreitbare und vielschichtige Heilungspotential der Tiefenimagination zurück.

Da sie mir genug Zeit ließ, bot mir Wolfsmutters behutsame Herangehensweise die nötige Ruhe, um mich sowohl auf der physischen als auf der emotionalen Ebene wieder mit meinem Körper zu verbinden. Indem sie mir ihren Körper lieh und meinen Schmerz widerspiegelte, brachte Wolfsmutter mich dazu, Gefühle aufzudecken, die darauf gewartet hatten, erlöst zu werden. In ihrer Kraft fest verwurzelt und für mich das Bild der Großen Mutter oder des archetypisch Weiblichen darstellend, hörte Wolfsmutter auf meine Trauer und erlebte sie ohne Urteil mit. Indem sie mir half, wichtige Teile von mir ans Licht zu bringen, befreite sie mich davon, wieder mit meinen verlorenen Babys vereint sein zu wollen.

Meine Freundin Schildkröte

Ich wollte unbedingt den Mann treffen, der die Tiefenimagination (Deep Imagery) entwickelt hatte und lehrte. Dann, durch eine dieser magischen, glücklichen Fügungen, kam mir eine ihn betreffende Broschüre über den Weg. Dr. Eligio Stephen Gallegos bot einen Workshop bei mir in der Nähe an, und ich meldete mich sofort an. Der Workshop fand im Frühjahr 1995 statt, und es waren etwa zwanzig Teilnehmer da. Während dieses Wochenendes sollten wir unseren sieben Chakratieren begegnen und eine Ratsversammlung erleben.

Da ich eben erst von einem eine Woche dauernden Frauen-Retreat mit Dr. Jean Shinoda Bolen zurückgekehrt war, stand die Tür zu meiner Seele sperrangelweit offen. Mir der starken Erfahrungen gewahr, die ich bereits mit inneren Bildern gemacht hatte, war ich neugierig und offen. Jedoch hätte ich mir nie vorstellen können, dass ich auf eine Reise der Liebe, des Lebens, der Annahme und des Mysteriums geschickt werden würde, die sich über viele Jahre hinziehen würde.

Nachdem er sich vorgestellt hatte, erzählte Dr. Gallegos (der sich selbst Steve nannte) etwas von seinem persönlichen Werdegang und der wunderbaren Geschichte, wie er zu der Tiefenimagination gekommen war. Steve verbreitete eine angenehme, leichte Stimmung in der Gruppe. Als ich seine freundliche Stimme sagen hörte: »Menschen sind die geschichtenerzählenden Tiere«, klang mir das sehr vertraut, fast wie ein tröstendes Mantra, das ich schon Hunderte Male gehört hatte. Als ich ihn über die Tiefenimagination und deren tiefgreifende Wirkungen auf das Leben vieler Menschen sprechen hörte, verstand ich, dass er uns lehrte, wie wir wieder unsere eigenen lebendigen Mythen vernehmen konnten.

Nachdem er die Gruppe in einer geführten Meditation in die Entspannung geführt hatte, ließ Steve uns unsere Augen schließen und uns einen Samen vorstellen, die Essenz neuen Wachstums und Lebens. Wir sollten im Stillen mit diesem Samen sprechen und herausfinden, was er zum Wachsen brauchte. Als wir danach die Augen wieder öffneten, erzählten wir uns gegenseitig von unseren Reisen mit dem Samen. Steve erklärte uns, dass unsere Erfahrung sich vertiefen würde, wenn wir anderen unsere Geschichten erzählten und die Geschichten der anderen miterlebten.

Mein Same war eine Eichel, die ich in die Erde pflanzte. Sie wuchs wie durch Zauber schnell zu einem starken Eichbaum heran. Ich sah, die Blätter sich entfalten und den Baum sehr groß und breit werden. Ich sah Jahreszeiten dahingehen, Blätter wachsen und rotbraun werden und zu Boden fallen, die Äste kahl. Ich sah, dass von dieser Eiche und um sie herum viele kleine Bäumchen aufkeimten. Als die Jahre vergingen, wuchsen und gediehen diese Bäume weiter.

Nachdem alle berichtet hatten, schlossen wir wieder unsere Augen, um unsere Chakratiere zu treffen. Ich war gespannt und neugierig, ob dieselben alten Freunde erscheinen würden oder ob ich neue treffen würde. Wir begannen mit dem Herzchakra und baten einen Tierführer zu kommen.

Stinktier erscheint, und ich freue mich, dieses liebenswerte kleine Geschöpf wiederzusehen. Stinktier steht am Rand meines Herzens und schaut in es hinab, als sei es ein tiefer Brunnen. Stinktier wird von seinem Freund Schlauer Fuchs begleitet. Ich begrüße ihn, dann spähe ich mit ihnen in den Brunnen hinab. Stinktier sagt: »Wir müssen dein Herz dehnen!« Sie ziehen behutsam an den Seiten meines Herzens und weiten es. Da es meint, es wäre auch mehr Licht vonnöten, richtet Stinktier einen riesigen Scheinwerfer auf mein Herz, wärmt es und macht es weicher. Dann sehe ich die beiden lachen, und über ihren spielerischen Blödsinn selbst verblüfft, schütteln Stinktier und Schlauer Fuchs mein Herz auf wie ein Federkissen. Als sich Stinktier gemütlich hineinkuschelt, anscheinend sehr zufrieden mit sich, seufzt es und sagt: »Jetzt « Das Werk scheint vollbracht zu sein und mein Herz bereit für was auch immer als nächstes kommt. Ich danke Stinktier und Fuchs für ihre Hilfe und sage ihnen Lebewohl.

Als nächstes schaue ich auf meine Kehle und bitte darum, ein Tier aus meinem Kehlchakra zu treffen.

Ein Frosch erscheint an meinem rechten Schlüsselbein. Das überrascht mich, denn zuvor war Kleiner Vogelschnabel mein Führer für dieses Chakra.

Als ich sehe, wie Frosch gemütlich auf meinem Schlüsselbein sitzt, denke ich belustigt an die Keramikfrösche, die meine Mutter gesammelt hat. Ich bin erfreut, mit Frosch zu sprechen, und neugierig darauf. Ich spüre, dass dieser Frosch sehr weise und wissend ist und begrüße ihn ehrerbietig. Frosch sagt: »Ich habe dir einen Freund mitgebracht«, und weist auf Schildkröte, die plötzlich rechts neben ihm auf meinem Schlüsselbein erscheint.

Ich bin sogleich besorgt, und die Sorge verwandelt sich in Schrecken, denn ich bin mit meiner Angst vor Schildkröten konfrontiert, die mich schon mein ganzes Leben begleitet. Mein erster Impuls ist, auf der Stelle aus dem Workshop wegzulaufen. Mein Körper reagiert mit Abscheu. Als ich es endlich wage, hinzuschauen, sehe ich die Haut am Hals von Schildkröte durchhängen und sich straffen, als sie den Kopf bewegt. Ich bemerke die Klauen an ihren Beinen und sehe die Augen blinzeln, als sie sich umblickt. Ich rieche den nasskalten Geruch von Schildkröte, und Schauder von altem Schrecken laufen meinen Rücken hinauf und herunter.

Ich habe mich bereits in der traditionellen Psychotherapie mit meiner Angst vor Schildkröten auseinandergesetzt, habe mich desensibilisiert und bin meine Angst rational angegangen. »Du kannst nicht einfach aufstehen und aus dem Workshop laufen!« sagt mein Verstand. Aber meinen Körper kümmert das nicht. Angst fegt aus meinem Bauch hinauf in meine Kehle und bleibt da wie ein Knoten hängen. Ich fühle Schildkröte auf meinem Körper und kann nicht weg. Ich huste.

Endlich finde ich meine Sprache wieder und sage zu Frosch: »Ich will Schildkröte nicht auf meinem Körper haben!« Als ich diese Worte höre, trifft es mich, denn im wirklichen Leben war es genau diese Angst vor Schildkröten: die Angst vor Schildkröten auf meiner Haut. Ich erinnere mich, wie wir als Kind zwei kleine Hausschildkröten hatten, die aus ihrer Schale geklettert und verschwunden waren. Sie wurden nie gefunden. Als sehr fantasievolles Kind hatte ich Alpträume, dass die verschwundenen Schildkröten ihren Weg in mein Bett finden würden, durch meine Augenhöhle in meinen Körper gelangten und in mir herumkrochen.

Unvermittelt erlebe ich diesen Alptraum erneut! Die Schildkröten sind in meinen Körper gelangt, und ich kann die Rundungen ihrer Schilde sehen und wie sich die Haut hebt, wo sie über meine Stirn kriechen.

Mein ganzer Leib wird heiß, und mich schüttelt ein Brechreiz. Ebenso schnell wird mein Körper kalt, von rasender Angst erfüllt. Ich muss weglaufen, von den Schildkröten wegkommen, aber sie sind unter meiner Haut, und es gibt kein Entkommen! Ich sitze in der Falle.

Auf dem Höhepunkt meiner Angst höre ich eine sanfte, ruhige Stimme in mir sagen: »Höre auf, wegzulaufen. Stelle dich der Angst, stelle dich diesen Gefühlen.« Dann Stille. Müde und mit dem Wunsch, die Angst loszuwerden, und da ich mich nach dem

Ertönen der ruhigen Stimme nicht mehr so allein fühle, höre ich mich selbst benommen flüstern: »Okay.«

In der Hoffnung, etwas Mut zu schöpfen, hole ich tief Luft. Schildkröte anrufend sage ich: »Okay! Komm schon, Schildkröte! Krieche durch meinen ganzen Körper, wenn du willst!«

Ich reiße mich zusammen, und eine eiskalte Ruhe durchströmt mich, als ich versuche, mich von meinem Körper zu lösen. Ich fühle Schildkröten überall auf mir herumkriechen! Mein Körper versteift sich. Ich wende mein Gesicht ab. Ich kann kaum atmen!

Augenblicklich durchzieht die Erinnerung an ein Trauma aus der Kindheit meinen ganzen Leib. Ich bin erstarrt in diesem Erlebnis, denn alle Gefühle, die ich in dem Moment hatte, kehren zurück. Ich fühle dieselbe überwältigende Angst. Ich fühle die Scham. Ich spüre, dass ich etwas Schlimmes getan habe. Als ich diesen Vorfall wieder durchlebe, der in den Schatten meiner Vergangenheit vergraben war, fange ich an zu schluchzen. Mein Körper zittert unbeherrscht, sowohl von der Erinnerung als auch von der Befreiung all der Energie, die er zurückgehalten hatte.

Zwischen den Schluchzern und dem Ringen nach Atem brachen die Kindheitsgefühle hervor wie ein Brechanfall. Ich habe das Gefühl, dass ich schlecht bin. Ich kann die Dinge nicht richtig machen. Ich bin zu nichts nutze. Ich sehe mich als Fünfjährige, die nach dem Füttern von Quackie, unserer Familiennente, aus Versehen die Stalltür offenließ, worauf ein Fuchs sie fraß. Am nächsten Morgen, als ich Quackies Stall betrat, um ihn zu füttern, sah ich einen Haufen Federn und Knochen neben seinem Fressnapf. Erschrocken und verängstigt wusste ich, dass es mein Fehler war, und schämte mich.

Als nächstes sehe ich kurze Szenen aus ein paar Jahren später, als ich ein Chamäleon bekam. Ich hasste es, die Maden anzufassen, die es aß, und konnte mich kaum überwinden, es zu füttern. Ich wollte, dass es starb.

Verflochten mit diesen kurzen, schnellen Kindheitserinnerungen und all meinen mit ihnen verbundenen Gefühlen sind die Erinnerungen und Bilder von meinen drei Fehlgeburten und drei Abtreibungen. Mein ganzer Körper wird von dem Schrecken meines Versagens ergriffen, von meiner Unfähigkeit, Dinge am Leben zu halten! Ich schluchze verzweifelt.

Steve Gallegos, der mit den anderen Gruppenmitgliedern wartet, gibt allen meinen Gefühlen Raum, als wüsste er, dass sie darauf gewartet haben, hervorzukommen und gehört und gesehen zu werden. Als mein Körper erschöpft und von Trauer und Angst leer ist, fragt Steve sanft, ob ich Schildkröte fragen wolle, was für mich zu geschehen hat, um zu genesen. Als ich das Schildkröte frage, sehe ich ein Bild der Vagina. Die Vagina wird langsam gedehnt. Die Oberseite eines Kopfes kommt zum Vorschein, als würde eine Geburt stattfinden. Dann fliegen zwei schneeweiße Tauben aus der Vagina heraus.

Eine Taube landet auf meiner rechten Schulter, die andere auf der linken. Ich fühle, wie meine Schultern sanft zurückgezogen werden und sich mein Leib aufrichtet. Die Tauben sagen: »Du hast nichts falsch gemacht. Du musst dich nicht mehr schämen. Du kannst stolz und aufrecht gehen.«

Sogleich beginnt ein großartiges Gefühl von Wärme, Liebe und Akzeptanz sich in meinem Körper auszubreiten. Ein inneres Gewicht, von dem ich gar nicht wusste, dass ich es mit mir herumtrug, hebt sich. Frieden und Dankbarkeit erfüllen mein Herz, als Licht aus mir strahlt. Da stehe ich, eine große stolze Frau mit einer wunderschönen, schneeweißen Taube auf jeder Schulter.

Ich habe das Gefühl, einen beachtlichen Schatz bekommen zu haben und danke Schildkröte für ihre fortwährende Liebe und Freundlichkeit und dafür, die vielen Jahre all den Schmerz und die Traurigkeit für mich getragen zu haben.

Als ich von dem Workshop wieder nach Hause komme, bin ich erschöpft, aber ich habe ein neues Gewahrsein für meinen Körper. Bruchstücke meiner Reisen und Gefühle von dem Wochenende durchziehen mich ganz physisch, als würde mein Körper mit mir Zwiesprache halten.

Mein Körper fühlt sich auf jeden Fall größer und schlanker an, fast wie gestreckt. Ich spüre nicht nur mit meinem Geist, sondern mit meinem ganzen Sein, dass sich meine Perspektive geweitet hat. Ich sehe die Dinge von einer höheren Warte, fast wie ein Baum, der schnell größer und stärker geworden ist.

Als ich Guntis von den Ereignissen auf dem Workshop erzählte, rieb ich mir mein Schlüsselbein und merkte, dass es empfindlich war. Da kam mir auf einmal ein Bild aus meiner Kindheit in den Sinn. Wie ein unbeteiligter Zuschauer sah ich zu und schrieb später:

»Ich bin zwei Jahre alt. Es ist früh am Morgen, und meine Mutter ist fort. Ich falle vom Sofa und breche mir beide Schlüsselbeine. Meine Großmutter, die auf mich aufpasst, bemerkt nicht, was passiert ist. Ich sehe mich am selben Abend im Krankenhaus mit fünf großen Leuten in weißen Jacken, die mich festhalten!« Jahre später erfuhr ich, dass die Ärzte meiner Mutter erzählt hatten, sie müssten meine Schlüsselbein neu brechen und in die richtige Stellung bringen, aber aus irgend einem Grund konnten sie keine Betäubung vornehmen. Meine Mutter vertraute auf den medizinischen Rat, wie es Eltern in jenen Tagen taten, und willigte ein.

Welch eine Kraft lag in der Tiefenimagination, mich so auf den Punkt genau mit meinem Körper zu verbinden!

Ich habe ein neues Gewahrsein und eine Hochachtung für meinen Körper und ehre ihn für alles, was er erduldet, für den Schmerz, den er erlitten, absorbiert und angenommen hat, und für seine Fähigkeit, immer weiterzumachen.

DREI

Zu meiner Seele nach Hause kommen

Wenn du an einem Tag weit genug reist, wirst du dich die Straße herabkommen sehen, um dich selbst zu treffen. Und du wirst sagen: »Ja.«
MARION WOODMAN

All meiner Insignien entkleidet

Auf dem Wochenend-Workshop – so schwierig er emotional auch war, weil ich mein Kindheitstrauma noch einmal durchlebte – wurde meine Seele in einer Art und Weise in Flammen gesetzt wie seit der Empfängnis und Geburt meiner Tochter nicht mehr. Mir war klar, ich musste in dieser wirkungsvollen transformierenden Arbeit mit inneren Bildern ausgebildet werden. Steve sagte mir, dass die nächste Ausbildung im folgenden Monat in Irland stattfinden würde. Auch wenn ich nie gedacht hätte, so weit zu verreisen, rief ich in Irland an, um mich über die Ausbildung zu erkundigen. Man sagte mir, dass aufgrund einer kurzfristigen Absage ein Platz frei sei. Da wusste ich, der war für mich bestimmt.

Von dem Augenblick an, als ich das Flugzeug bestiegen hatte und den irischen Akzent hörte, verbreitete sich ein überraschend warmes Gefühl in meinem ganzen Körper. Er berührte einen unbekannten Ort in meinem Innern; der leicht singende Tonfall war irgendwie vertraut und tröstend. Als ich in Shannon landete, sah ich voll Freude den Flickenteppich aus grünen Feldern sich bis zum Meer erstrecken!

Am ersten Tag der Ausbildung ging ich zu dem hübschen kleinen, weißgewaschenen, reetgedeckten Cottage an der Galway-Bucht. Die Umgebung war vollkommen. Der Duft von Torf, der im Kamin brannte, durchzog die Luft. Der Wohnraum war klein, gemütlich und warm, hatte zwei Sofas und einen Stuhl sowie ein paar Kissen, die auf dem Teppich verstreut herumlagen. Die Tür blieb offen und bot einen Blick auf die gleißende See, die ganz langsam näher an das Cottage heranrollte.

Wie ich so auf der Couch saß und meinen Blick über den Kamin, die Bücher und Vorhänge schweifen ließ, hatte ich das Gefühl, schon einmal hier gewesen zu sein. Vom Verstand her ergab das natürlich keinen Sinn, aber mein Körper erkannte den Ort wieder. Meine Brust bebte und mein Körper sprach auf die Energie im Raum an.

Ich sah zu, wie die anderen zwölf Frauen, die meisten Irinnen, in dem Kreis Platz nahmen. Ihre lockere, freundliche Begrüßung wurde von Lachen begleitet, und ich war sehr aufgeregt. Mein ganzer Körper, mein ganzes Sein wussten: Ich war an den rechten Ort gekommen.

Beim Mittagessen fragte jemand, was wir in der zweiten Woche der Ausbildung lernen würden. Erschrocken, weil ich keine Ahnung hatte, dass es noch eine zweite Woche geben würde, fragte ich nach und erfuhr, dass die zweite Ausbildungswoche für den Herbst festgesetzt war. Es würde zudem im Laufe der kommenden zwei Jahre noch zwei vierzehntägige Lehrgänge geben.

Ich erfuhr, dass das Cottage zu klein war, um uns alle zu beherbergen, und so würde ich in einem örtlichen *Bed and Breakfast* schlafen, eine kurze Fahrstrecke entfernt. Ich hatte keinen Leihwagen und wusste, selbst dann wäre es mir nicht möglich, auf der schmalen gewundenen Straße zu fahren, noch dazu auf der – wie ich fand – falschen Seite!

Als mir klar wurde, dass ich von anderen abhängig sein würde, wurde mir unbehaglich. Und was war mit meiner Abhängigkeit von Diätcola? Ich war sehr erleichtert, dass es in Irland Diätgetränke gab, aber wie würde ich mich damit versorgen? Das deprimierte mich, denn ich hasste es, auf andere angewiesen zu sein.

Auch wenn der irische Akzent der Frauen sehr schön rhythmisch war und ich den Klang mochte, so verstörte er meinen analytischen Verstand. Ich wünschte, ich könnte besser verstehen, was sie sagten. Sie sprachen Englisch, und doch konnte ich manche Wörter, Ausdrücke oder manchmal ganze Sätze nicht verstehen. Sie sprachen so schnell! Ich hatte mich immer auf meine Fähigkeit verlassen können, mit anderen auf eindeutige und klare Art zu kommunizieren, aber in dieser Situation war ich ratlos.

Als es regnete und die Frauen von »wellies« sprachen, fragte ich mich, was sie damit meinten. Dann sah ich, wie sie ihre traditionellen großen grünen irischen Stiefel anzogen, und so vermutete ich, dass diese Stiefel die »wellies« sein mussten.

Die Frauen sprachen von dem Tag als einem »weichen Tag«, und ich überlegte, was sie damit meinten. Als wir in einer Pause hinausgingen und kein Regen in Sicht war, ich aber einen fast unsichtbaren Nebel in meinem Gesicht spürte, verstand ich vollkommen.

Da ich in einem Land mit einer anderen Kultur war, musste mein analytischer Verstand auf dem Rücksitz Platz nehmen. Ich musste versuchen, den Sinn zu erfassen und den Ton, in dem etwas gesagt wurde, weniger die genauen Wörter verstehen. Nachdem ich meine Identität als Frau, Mutter und Psychotherapeutin zu Hause zurückgelassen hatte, war ich in mancherlei Hinsicht in einem unvertrauten Land, ohne Auto und ohne jemanden zu kennen. Ich war all meiner Hilfsmittel und meiner Abwehr entkleidet, meiner Persona, und selbst meiner Sprache.

Wieder wurde ich an Inannas Abstieg in die Unterwelt erinnert. Als ich daran dachte, wie sie ein Stück ihrer kostbaren Insignien nach dem anderen an jedem der sieben Tore ablegen musste, erkannte ich, dass auch mir einige kostbar gewobene Umhänge abgenommen worden waren.

Am ersten Abend der Ausbildung, als ich mich unter Decken aus irischer Wolle in mein Bett kuschelte, ließ ich den bemerkenswerten Tag, der von neuen Erfahrungen, Ansichten und Klängen erfüllt gewesen war, an mir vorüberziehen. Ich war erregt und zugleich war mir bang. Wie würde ich die ganze Woche durchstehen? Ich hatte schon Heimweh. Ich wälzte mich hin und her und fiel schließlich in den Schlaf – und träumte.

In meinem Traum bin ich in einem riesigen alten verlassenen Gebäude. Ich laufe und bin außer Atem. Fremde sind hinter mir her, und sie werden mich töten, wenn sie mich fangen. Mit einem Arm drücke ich ein Mädchenbaby an meine Brust. Das Gebäude ist verfallen, und viele der Bodenbretter fehlen, was das Gehen schwierig macht und das Laufen sowieso!

Verzweifelt suche ich nach einem Weg nach draußen, aber ich bin im zweiten Stock. Es gibt einen Ausgang, aber dorthin muss man über eine Planke balancieren, zwei Stockwerke über dem Boden!

Ich habe Höhenangst. Ich höre meinen flachen, schnellen Atem. Mein Körper ist voller Furcht. Die Planke sieht wackelig und unsicher aus. Da sind noch andere hinter mir, die versuchen, hinauszukommen. Sie warten darauf, dass ich über die Planke gehe, und ich habe Angst, sie könnten mich in dem Versuch zu entkommen herunterstoßen.

Der Mann hinter mir ist geduldig und freundlich. Ohne etwas zu sagen, gibt er mir, indem er die anderen zurückhält, die nötige Zeit, um über die Planke zu gelangen. Da ich mich mit meiner Geschwindigkeit bewegen kann, ohne gestoßen oder angetrieben zu werden, wächst mein Vertrauen, und ich bin dem Mann sehr dankbar. Also nehme ich all meinen Mut zusammen, hole tief Luft und gehe über die Planke in die Freiheit!

Da bemerke ich zu meinem Entsetzen, dass ich bei meinem Versuch, lebend zu entkommen, mein kleines Mädchen vergessen habe! Ich habe sie in dem Gebäude zurückgelassen. Wie konnte ich das nur tun? Ist es mir aus dem Arm gefallen? Was stimmt nicht mit mir? Voller Schrecken weiß ich, dass ich in das Gebäude zurück muss, um mein kleines Mädchen zu finden und zu retten.

Als ich früh am nächsten Morgen erwachte, ließ ich meinen Traum noch einmal an mir vorüberziehen. Und ich wusste, dass er symbolisierte, was ich in meinem Leben zu tun hatte: Ich musste zurückgehen und das kleine Mädchen in meinem Inneren retten.

Das Mädchenbaby repräsentierte auch die Kinder meiner Kinder – die Zukunft. Wenn wir uns verändern und retten, indem wir unsere Vergangenheit heilen, hat das auch Auswirkungen auf die nächste Generation, weil wir schädliche Muster durchbrechen.

Ich hatte das Gefühl, dass dieser Traum darstellte, wie die Tiefenimagination uns allen helfen kann, zurückzugehen, die verlorenen Bruchstücke aufzulesen und das vergessene Kind in jedem von uns zu retten.

An diesem herrlichen Fleckchen Erde in Irland, weit weg von allen, die ich kannte und die mich kannten, lernte ich viel über diesen einfachen und großartigen Prozess der Tiefenimagination. Als wir später am Morgen im Kreis saßen, erzählte Steve mehr von seiner persönlichen Erfahrung bei der Arbeit mit inneren Bildern und legte die Leitlinien dar, wie man andere bei ihren Reisen mit ihren Tierführern unterstützt und anleitet. Er sagte, dass wir es lernen würden, indem wir selbst reisten, andere in der Gruppe anleiteten und uns von unseren Erfahrungen und wichtigen Gefühlen im Morgenkreis berichteten.

Als erstes sollten wir einem Samen begegnen, die Essenz von möglichem neuen Leben und ein Führer zu dem, was wir für unser Wachstum brauchten. Sobald der Same in unserer Vorstellung auftauchte, sollten wir ihn begrüßen und mit ihm sprechen, auf alle Botschaften hören und fragen, was er brauchte, um zu gedeihen.

Als wir beginnen, bitte ich innerlich einen Samen, in Erscheinung zu treten. Da ist er: mit einer großen, runden, roten Wurzel. Als ich die Wurzel näher betrachte, wird klar, dass es eine Rote Bete ist – eine große, saftige Rote Bete! Ich begrüße sie und frage, ob sie eine Botschaft für mich habe.

»Mein Fleisch ist voll von rotem Lebensblut – Seelenblut«, sagt die Bete sehr zufrieden. Rote Bete möchte, dass ich ein großes Stück von ihr abbeiße. Obwohl es mir merkwürdig vorkommt, willige ich ein. Als ich in Bete hineinbeiße, wie ich es bei einem Apfel tun würde, erwarte ich, dass sie hart ist. Statt dessen ist Rote Betes Fleisch angenehm weich und schmackhaft. Bei meinem zweiten Bissen spritzt Betes hellroter Saft mein ganzes Gesicht voll. Ich will den Saft aus meinem Gesicht wischen, um ordentlich und »vorzeigbar« zu sein, aber Bete hält mich auf.

»Wisch dein Gesicht nicht ab«, sagt Bete fest, dann gluckst sie zufrieden und fährt fort: »Bade in diesem roten Saft! Lass ihn fließen und hab Freude daran. Lass dieses rote Blut dich bedecken und dich ins Leben zurückbringen!« Ich spüre, dass Bete mich sehr gut kennt und ihr unsere Beziehung gefällt. Es fühlt sich wunderbar an, von Roter Bete erkannt, angenommen und geliebt zu werden. Als ich noch einmal abbeiße, lasse ich den roten Saft mein Gesicht herabrinnen. Wir lachen beide, als er von meinem Kinn tropft.

Da ich das Gefühl habe, dass die Sitzung, auch wenn sie sehr kurz war, jetzt beendet ist, danke ich Bete für ihren Sinn für Spaß und ihre liebevolle Botschaft und verabschiede mich.

Nach dieser Reise fragte ich mich: »Lebe ich nicht voll und ganz? Oder ist meine Seele still und leise ausgeblutet?«

In ihrem Buch »Die Wolfsfrau« erzählt Clarissa Pinkola Estes eine Geschichte, die »Seal Skin Soul Skin« (sinngemäß etwa: Versiegelnde Haut, Seelenhaut) heißt. Diese Geschichte lehrt uns, dass wir vertrocknen, dahinschwinden und altern, wenn wir uns gegenüber nicht ehrlich sind, nicht »in unserer Haut leben«. Es fällt schwer zu atmen, und wir fangen sogar langsam an zu vergehen. Geschah das mit mir?

Ich vertraute Rote Bete, und irgendwie klang das, was sie gesagt hatte, wahr. Ich hatte das Gefühl, dass Bete, wie alle meine Tiere und die anderen Führer, mich Schritt für Schritt zur Ganzheit führen würde.

Der Geist von Bär

An unserem zweiten Übungstag fingen wir an, unsere Chakratiere zu treffen. Meine Aufmerksamkeit wurde augenblicklich zu meinem Bauchchakra und Braunem Bär gezogen.

Obwohl ich mich freue, ihn zu sehen, überkommt mich Traurigkeit. Anstatt wunderbar kraftvoll, wie beim ersten Mal, als wir uns sahen, sind seine Arme heute abgemagert und blass. Ich spüre, dass Bär meine Gefühle von Unsicherheit und Unwohlsein in diesem fremden Land widerspiegelt und sich allein und verlassen fühlt. Bär möchte, dass ich weiß, dass ich meine Arme ausstrecken und die anderen Frauen in der Gruppe umarmen kann.

Als ich seine starken Füße bemerke, sehe ich, dass die Erde bebt und es wie Donner grollt, wenn er aufstampft! Bär sagt zu mir: »Du fühlst dich schwach, weil du den Kreislauf des Lebensblutes in deinen Armen und Beinen abgeschnitten hast.« Ich schaue auf meine Arme und Beine. Abgemagert und blass, wie sie sind, fühlen sie sich schwach an. Bär sagt: »Du musst eine Menge Roter Bete essen, um den Kreislauf wieder in Gang zu bringen und dich wieder stark zu fühlen.« Hüpfend und pfeifend ermuntert mich

Bär, mich ihm anzuschließen. Als ich mit ihm spiele, werde ich fröhlicher. Fast oben auf einem Berg, seine Arme um mich gelegt, rollen Bär und ich eng umschlungen den grasigen Hang hinab. Unten angekommen, lösen wir uns voneinander und lachen laut. Bär leckt mein Gesicht mit vorbehaltloser Liebe.

Als wir in einem Rhythmus atmen, wächst Bärs und meine Größe und Stärke mit jedem Atemzug. Wir dehnen uns aus, bis wir das Weltall ausfüllen. Unser Atem wird der Wind des Universums. Als ich spüre, dass ich Teil des Rhythmus des Universums bin, fühlt mein Körper sich ganz natürlich mit allem und jedem verbunden. Bär sagt zu mir: »Erinnere dich an dieses Gefühl!«

Lächelnd schenkt er mir noch eine Bärenumarmung, bevor er geht. Dankbar werde ich mir gewahr, dass ich selbst hier in Irland ein Teil von allem bin, und da weiß ich, dass ich geliebt werde.

Als ich den anderen Frauen zuhöre, die ihre Reisen und Gefühle mit der Gruppe teilen, scheint mich dies sanft zu wiegen, so dass meine Abwehr sich verringert und ich mich mit ihnen wie auch mit verlorenen Teilen von mir selbst verbinden kann.

Wer verließ wen

Am nächsten Morgen erwachte ich mit einem Gefühl des Verlassenseins und fragte mich, wo es herkam. Gestern hatte ich mich doch so geliebt gefühlt! Wer hat mich verlassen? Konnte es sein, dass ich mich selbst verlassen hatte?

Als ich später am Vormittag der Gruppe von meiner Reise mit Bär berichtete und wie ich mich durch die körperliche Nähe mit ihm geliebt gefühlt hatte, beschrieb ich auch die Freude, die ich empfunden hatte, als ich meine Kinder gehalten und gewiegt hatte, als sie klein waren. Ich erinnerte mich auch an meinen lange währenden Wunsch als Kind, einen Affen als Haustier zu haben. Zu jedem Weihnachten malte ich einen Affen, der mich umarmte, auf meinen Wunschzettel an den Weihnachtsmann. Wünschte ich mir wirklich einen Affen oder wollte ich die körperliche Nähe, die ich in meiner Vorstellung mit dem Affen verband? Als ich im Kreis meine Wahrheit aussprach, erkannte ich, wie wichtig körperlicher Kontakt und Verbindung für mich immer gewesen waren.

Nach der morgendlichen Sitzung fühlte ich mich wohler in der Gruppe, und mir wurde klar, dass die Begleitung der Reisen der anderen Frauen und dabei Zeugin ihrer Gefühle zu werden und meine Gefühle mit ihnen zu teilen, mich ihnen viel näher brachte. Es fühlte sich wunderbar an, wie wir in diesem gemütlichen Cottage alle zusammengequetscht waren, unsere Körper sich in einer wachsenden und ungezwungenen Vertrautheit berührten und übereinstimmten.

Am Nachmittag waren Reisen in unsere Polaritäten dran, das Zusammentreffen von gegensätzlichen Aspekten. Wir hörten erst kurz vor dem Abendessen auf, waren aber so begeistert von der Sitzung, dass wir beschlossen, abends noch weiterzumachen.

Am Abend begann ich als Begleiterin für eine Frau, deren Sitzung sich als außergewöhnlich lang erwies und erst um neun Uhr endete. Auch wenn ich ganz gespannt darauf war, was ich lernen und sehen würde, wenn ich an der Reihe war, meinte ich, dass es zu spät werden würde, um noch in meine Unterkunft gebracht zu werden. Ich würde bis morgen warten.

Als ich wieder in meinem Zimmer war, tief enttäuscht, versuchte ich, rational mit meinen Gefühlen umzugehen. Aber ich dachte an den nächsten Morgen. Sich im Kreis mitzuteilen, schien so wichtig, und ich hatte nichts zu teilen. Als ich mich bettfertig machte, hörte ich mich selbst sagen: »Ich werde nie mehr ohne Auto herkommen! Ich brauche Freiheit, Unabhängigkeit und meinen eigenen Wagen!«

Als ich im Bett lag, fragte ich mich, warum ich nicht jemanden hatte bitten können, auf mich zu warten. Hatte ich das Gefühl, meine Bedürfnisse wären nicht wichtig genug, um jemandem Unannehmlichkeiten zu machen? Da ich in einer Familie großgeworden war, die Unabhängigkeit hochschätzte, widerstrebte es mir stets, andere um einen Gefallen zu bitten. Höflichkeit war oft wichtiger als Selbstausdruck. Trotz meines Verlangens, die Reise zu machen, schien es mir unangebracht, jemanden zu bitten, mich zu so später Stunde zu meiner Unterkunft zu fahren.

Noch einmal an meine Verlassenheitsgefühle am Morgen denkend, fragte ich mich, ob ich nicht zuweilen die tiefsten Wünsche meines inneren Selbstes wegen ein paar unangebrachter Vorstellungen von Unabhängigkeit und Stärke übergangen hatte. Es gab wohl noch ein paar Tore, die ich durchschreiten musste – jene, die mit der Angst vor Abhängigkeit zu tun hatten. Vielleicht würde ich lernen, meine Bedürfnisse klar und direkt auszusprechen, anstatt immer zuerst an die Bedürfnisse der anderen zu denken.

Bienensaft

Gespannt und begierig darauf, mehr über die Polaritäten in der Tiefenimagination zu lernen, spielte ich früh am nächsten Morgen, als ich noch im Bett lag, mit dem Gedanken, meinen gegensätzlichen Aspekten von »genug« und »nicht genug« zu begegnen.

Augenblicklich erscheint ein kleines gefaltetes Blatt Papier als Sinnbild für »nicht genug«. Überrascht frage ich, warum es kein Tier ist. Anstatt zu antworten, entfaltet es sich zu einer leuchtenden gelben Chrysanthemenblüte. Das ist eine Blume, die ich eigentlich gar nicht mag. Als ich merke, dass der Stiel abgeschnitten ist, und weil ich nicht will, dass sie verwelkt, stelle ich sie in eine Vase mit Wasser. Ich sehe zu, wie die Blume das Wasser aufsaugt und sich die Blüte öffnet.

Es fällt mir schwer, das innere Bild aufrecht zu halten, und ich denke ungeduldig: »Ich kann das nicht!« Ich bemerke ein Gefühl der Schwere in meinem Herzen. Ich wünsche Stinktier, mein reizendes Herztier wäre hier. Auf der Stelle erscheint Stinktier und sagt: »Da bin ich!« Aus Freude, Stinktier zu sehen, fühlt sich mein Herz leichter an.

Mein geschäftiger Geist schweift weiterhin vom Bild der Blume ab, und ich fühle mich entmutigt, bin ärgerlich und frage mich: »Warum kann ich das nicht alleine?« Als ich versuche, meine Aufmerksamkeit auf die Blume zu richten, rufe ich verzweifelt nach einem Tierführer der Aufmerksamkeit, mir beizustehen.

Auf der Leinwand meiner Vorstellung erscheint ein großer runder Liebesstein und spricht mit warmer Stimme: »Es wird schon gehen. Du kannst das. Entspanne dich nur und bemühe dich nicht so krampfhaft.« Mit dem Liebesstein an meinem Herzen werde ich ruhig und konzentriere mich wieder auf die Blume. Ich zupfe ein Blütenblatt nach dem anderen ab und spiele das Schulmädchenspiel, »er liebt mich, er liebt mich nicht«.

Als ich sage: »Er liebt mich«, und gerade das letzte gelbe Blütenblatt abzupfen will, taucht aus der Mitte der Blume ein großes schwarzes, hässliches Insekt auf, das mich erschreckt.

Auf einmal denke ich: »Das ist alles nur in meinem Kopf! Ich bilde mir das nur ein!«

Vielleicht sollte ich die Arbeitssitzung mit inneren Bildern lieber mit jemandem zusammen machen und nicht allein im Bett. Dann höre ich mich sagen: »Nein! Das ist eine wertvolle Botschaft, höre sie an.« Ich erinnere mich, dass der Liebesstein da ist und Stinktier geduldig zusieht, und entspanne mich und fühle mich meiner wieder sicherer.

Als ich meine Aufmerksamkeit wieder auf das schreckliche schwarze Insekt richte, erkenne ich, dass es große, scharfe, spitze Zähne hat. Als es auf mich zufliegt, verwandelt es sich in eine riesige, furchteinflößende schwarze Biene mit behaarten Beinen und einem langen, bedrohlichen Stachel. Da ich weiß, dass es wichtig ist, einem Tierführer zu sagen, wie ich mich fühle, sage ich angsterfüllt: »Du bist furchterregend! Ich will dich nicht in meiner Nähe haben.« Die Biene bleibt stumm.

»Ich habe Angst, dass du mich stichst«, füge ich etwas sanfter hinzu. Die Biene bleibt still, und wir schauen uns weiter an. Mein Körper zieht sich vor Anspannung zusammen, und ich frage mich, was als nächstes passieren wird. Niemals zuvor hatte ein Tier gedroht, mich zu verletzen.

Endlich spricht die riesige Biene: »Ich *werde* dich stechen! Ich werde dich mit *Bienensaft* stechen.« Als Biene mich sticht, habe ich das Gefühl, mein Körper würde von goldenem Bienensaft erfüllt, und ich verstehe sofort. »Du musst dir deiner Gefühle und allem, was in dir geschieht, bewusst sein.« Lächelnd sagt Biene: »Ich steche dich mit Bienensaft, damit du einfach *sein* kannst!«

Widerspiegelungen des Weiblichen

Am letzten Tag der Ausbildung wachte ich sehr früh auf. Ich ließ meine Augen geschlossen, blieb still liegen und dachte über die vergangene Woche nach. Ich fühlte mich unzufrieden; irgendwie steckte ich fest. Es war, als schwämme ich unter Wasser und bemühte mich, an die Oberfläche und an die Luft zu kommen. Ich hatte die Empfindung, in meiner Brust zu sein. Ich rief nach Schildkröte, einer guten Schwimmerin, die mir schon einmal geholfen hatte. Als wir zusammen schwammen, fühlte ich mich sicherer. Wir schwammen friedlich, erreichten aber nie die Oberfläche.

Ich stand auf und zog mich an, dankbar dafür, Teil dieser wunderbaren Gruppe in diesem wundervollen Land gewesen zu sein. Die Frauen und Irland hatten den Weg in mein Herz gefunden. Durch all das, was wir miteinander geteilt hatten, wurde mir klar, wie viele Gefühle, Erinnerungen und Erfahrungen wir alle in unserem Körper tragen. Es war eine lange und emotional erfüllte Woche gewesen. Jetzt war es Zeit, dass die Ausbildung endete, und plötzlich verspürte ich Heimweh.

Als sich die Gruppe zum letzten Kreis des Austauschs versammelte, leitete Steve eine geistige Reise für die ganze Gruppe, auf der wir alle unser Tier der Abreise und der Rückkehr treffen würden. Dieses Tier würde uns begleiten, wenn wir die Ausbildung beendet hatten, und uns helfen, wieder in unser Alltagsleben zurückzufinden.

Mein Tierführer war ein schöner braun-weißer Schäferhund. Ich fühlte die Wärme seines Körpers, als er nahe bei mir stand. Wie so viele Schäferhunde, die ich auf den Weiden von Irland gesehen hatte, war er wachsam und lebhaft, stark und freundlich. Liebevoll sagte Schäferhund zu mir: »Ich werde dich sein lassen, wie du bist, aber ich werde dich beschützen, damit du nicht vom Weg abkommst.« Ich wusste, er war der ideale Reisebegleiter, wenn ich Irland verließ.

Nach dem letzten Kreis umarmten und verabschiedeten wir uns. Als ich meine Arme um die erste Frau legte und in ihre Augen schaute, war ich erschrocken, mich darin gespiegelt zu sehen. Ihre Augen waren ganz deutliche Spiegel für mich. Auf der Stelle wusste ich, dass jede der Frauen ein Stück von mir spiegelte. In einem flüchtigen Bild sah ich, dass wir ein Kreis von miteinander verbundenen Seelen waren. Unsere Schmerzen, unsere Freuden, unsere Geschichten, unsere Leben, jede beeinflusste die Reise und die Ganzheit der anderen. Ich verließ die Ausbildung bereichert und gestärkt durch das Verständnis dieses besonderen Bandes.

Als mein Flugzeug die Startbahn von Shannon entlang raste, Schäferhund an meiner Seite, dachte ich voll Zuneigung an meine Schwestern in der Gruppe. Genau in dem Augenblick, als die Räder des Flugzeugs den Kontakt mit irischem Boden verloren, spürte ich einen körperlichen Schmerz in meiner Brust, und Angst erfüllte meinen Leib. Etwas ganz Wichtiges fehlte! Ich hatte so ein Gefühl, als hätte ich mein Notizbuch oder meinen Pass oder etwas anderes von großem Wert zurückgelassen. Schnell schaute ich nach, aber Notizbuch und Pass waren da.

»Was ist es?« fragte ich Schäferhund. »Was habe ich zurückgelassen?« Schäferhund lächelte, und da erkannte ich, dass ich die Abtrennung von der weiblichen Energie spürte, die mich während der Ausbildung gewiegt und mitgetragen hatte. Mein Herz spürte die körperliche Trennung von den anderen Frauen und der Anbindung an die starke, intuitive weibliche Energie der irischen Erde. Beide enthielten für mich die ganze Kraft des verwandelnden Weiblichen, das mein inneres Wissen, wie ich leben sollte, wieder erweckte. Ich hatte eben etwas verlassen, das mein Körper als wesentlich für mein Leben erkannt hatte.

Als ich wieder zu Hause in Rockport war, wurde mir klar, dass es bei meiner Reise nach Irland um mehr gegangen war, als nur die Techniken der Tiefenimagination zu erlernen. Ich konnte spüren, dass mein Körper viele Lektionen aufgenommen hatte, von denen ich manche selbst noch gar nicht kannte. Ich verstand, dass die ungezwungenen Zeiten mit Spaß und Gelächter beim Essen, auf den Spaziergängen und an den Abenden ebenso wichtig für unsere Heilung und unser Wachstum waren wie das Erzählen von unseren Reisen und Gefühlen im offiziellen Kreis. Eine tiefe Nähe hatte sich unter uns entwickelt.

Ich fühlte mich »durchtränkt« von meinem Aufenthalt in Irland – durchweicht von den Wassern und der Welt des Weiblichen. Vom Weiblichen nicht nur deshalb, weil alle in der Gruppe außer Steve Frauen waren, sondern auch, weil die alte mystische Kraft und innewohnende unmittelbare Präsenz und üppige grüne Pracht tief im Weiblichen verwurzelt waren.

So nah der Erde zu leben, im Rhythmus mit dem Mond und den Gezeiten, hatte mich mit mir selbst, mit der Natur und mit anderen auf der Herzebene in Kontakt gebracht. Dort lebte ich eine magische Woche lang in gehaltvoller Einfachheit in Betrachtung des Weiblichen.

Ungefähr vier Wochen nach der Ausbildung kam eine Postkarte mit einem Foto von Kinvara, Irland, von der Ausrichterin der Veranstaltung, und ich freute mich sehr. Ihre Aufmerksamkeit war mir hochwillkommen. Ich klebte die Postkarte gleich auf meine Kühlschranktür und hatte ein Gefühl, als hätte ich mein offenes Herz dort angebracht. Sofort kam mir blitzartig ein Bild der ganzen Gruppe in den Kopf, und mein ganzer Leib reagierte. Ich konnte den Klang ihrer lachenden Stimmen und ihres beiläufigen Geredes über Alltägliches hören. Ich konnte das Gesicht einer jeden Frau sehen, wie sie sprach und zuhörte. Ein warmer Glanz, fallende Tränen und eine sanfte Berührung kamen mir in den Sinn. Sie sind alle noch bei mir! Jedes Mal, wenn meine Augen von der Postkarte angezogen werden, berührt sie meinen ganzen Körper und bestätigt mir, dass die Ausbildung in inneren Bildern, die Ausbildungsgruppe und das Städtchen Kinvara wirklich existierten. Und irgendwo existiert auch alles von mir!

Ein paar Monate später, als mein Flugzeug für eine zweite Ausbildungswoche in der Tiefenimagination landete, fühlte ich eine dramatische Veränderung meiner Energie. Als ich wieder in die weibliche Energie von Irland eintrat, fühlte sich mein Atem unvermittelt voller an und mein Herz pochte stetig. Eine Frau aus der Gruppe holte mich vom Flughafen ab. Es war wundervoll, sie wiederzusehen, und sie fuhr mich zu meiner reservierten Unterkunft im Zentrum von Kinvara.

Vom Fenster meines Zimmers kann ich ausgedehnte grüne Grasflächen und smaragdene Hänge sich endlos zum Ozean hin erstrecken sehen. Steinmauern bilden ein Schachbrettmuster und leichter Dunst wird zu einem atemberaubenden Regenbogen, der den ganzen Himmel überspannt.

Mein Herz fühlt sich lebendiger an als sonst, und ich merke, wie beschäftigt ich – äußerlich und innerlich – bin, wenn ich zu Hause bin. Hier kann ich langsamer machen und »einfach sein«, mit mir und mit anderen.

Einige Frauen luden mich zu sich ein. Als ich eine von ihnen besuchte, fiel mir ein Gedicht von Susan Polis Schutz an ihrem Kühlschrank auf, manche Zeilen sprachen mich sehr an:

Dieses Leben ist deines
Nimm die Macht
Zu wählen, was du tun willst
Nimm die Macht
Zu wählen, was du willst im Leben
Und liebe es ehrlich...

Schon jetzt hatte ich in Vorbereitung auf die kommende Ausbildungswoche viele Geschenke erhalten. Die weibliche Energie des Landes, Freundschaft, ein Gedicht, der sanfte Regen, das Meer, die Sonne und ein atemberaubender Regenbogen – sie alle hießen mich willkommen! Ich fühlte mich auf eine Art und Weise bereit, wie es beim ersten Mal, als ich zur Ausbildung gekommen war, nicht gewesen war.

Als ich bei dem Cottage ankam, in dem ich zu meiner Freude diesmal auch wohnen konnte, hatte ich das deutliche Gefühl, nach Hause zu kommen. Die reiche grüne Erde schien durch meine Schuhe und Füße aufzusteigen und jede Zelle meines Körpers in ihrer Feuchte zu baden. Meine Beine und Füße fühlten sich kraftvoller an als sonst, fast als hätten sie Wurzeln geschlagen.

Als ich auf dem unebenen Steinweg zum Cottage ging, war es, als seien die vergangenen Monate ausgelöscht, als habe ich nur geschlafen und erwache jetzt zu einem weiteren Morgen während meiner anfänglichen Ausbildungswoche. Mein Körper glitt zurück in das bewusste Aufnehmen der Anblicke, Düfte und Klänge.

Mit Spannung sah ich der Fortsetzung der Ausbildung und der Wiedervereinigung mit meinen »Schwestern« entgegen. Es war eine solch außergewöhnliche Gruppe von Frauen, mit denen ich durch den faszinierenden Prozess der Tiefenimagination die unterschiedlichen Aspekte von mir erforschen konnte. Geliebt zu werden und die tiefen Schatten unseres Lebens ohne Urteil mit anderen teilen zu können, ist ein seltenes Geschenk des Weiblichen. Im Licht der Liebe, die ich bereits in der Gruppe erfahren hatte, fingen Teile von mir an, lebendig zu werden, Teile, die ich so lange vergessen hatte.

Auf meiner ersten Reise mit tiefen inneren Bildern bat ich um einen Tierführer für die Reise, der für meine Entwicklung und Heilung notwendig war, welcher auch immer es sein würde. Graue Wölfin kam als starke und dabei fürsorgliche Führerin.

Heulen mit Grauer Wölfin

Ich sehe dem wunderbaren Geschöpf zu, als es in den Kreis kommt und beim Gehen das Gras heruntertritt. Mit großer Achtsamkeit zeigt sie mir, wie man im Gras ein warmes Nest bereitet. Graue Wölfin sagt zu mir: »Du hast die Fähigkeit, dein Nest zu bauen – einen sicheren, warmen Platz – überall.«

Als ich Grauer Wölfin zusehe, spüre ich, dass ich tatsächlich dieses Talent habe. Ich tue es ihr nach und mache auch mir selbst einen gemütlichen Platz. Graue Wölfins Augen begutachten mein Nest anerkennend. In mein Nest gekuschelt, sehen wir den Tag ruhig enden und das Zwielicht heraufziehen.

»Du hast deine Stimme vergessen«, sagt Graue Wölfin zu mir. Sie hebt ihre Schnauze himmelwärts und heult. Mich schaudert, als ihr Heulen durch den nächtlichen Himmel hallt. Da sie darauf besteht, schließe ich mich ihr an, und wir erheben unsere Stimmen gemeinsam.

Als ich den wilden Klang meines eigenen Heulens höre, kraftvoll und klar, erkenne ich, was für ein grundlegender Teil von mir und meiner Verbindung mit anderen Wölfen er ist. Mein Geist tanzt, als ich weiter heule.

Auf ihre Aufforderung hin gehe ich in Grauer Wölfins starken Leib hinein. Ich kann meine großen, prächtigen Pfoten auf der weißen, schneebedeckten Erde sehen. Mir folgt ein Junges. Wir laufen und spielen zusammen, und ich genieße die Freiheit. Fest und in ihrer Mitte, fühlt sich Graue Wölfins Energie sehr gut an.
Als Graue Wölfin weiß ich, was zu tun ist und wie ich leben sollte. Ihre Beziehung zu anderen Wölfen ist instinktiv und einfach. Graue Wölfins Heulen lässt ihre Haltung deutlich werden. Wiewohl sie auch allein große Stärke und Ausdauer hat, ist Graue Wölfin Teil eines Rudels. Die Wölfe arbeiten für ihre Nahrung und ihr Überleben einträchtig zusammen. Graue Wölfin ermahnt mich: »Du hast diesen Instinkt, diese Stimme und die Fähigkeit in deinem Körper. Besinne dich darauf, wer du bist.«

An jenem Abend gingen ein paar von uns in einen Pub, und ich hörte mich ungezwungen lachen und hatte großen Spaß. Bestärkt durch meine Reise mit Grauer Wölfin, fühlte ich mich als das Ich, das ich vergessen hatte: mein jüngeres, freieres Ich.
Die Frauen neckten mich wegen meiner weißen Laufschuhe, die ich auch schon in der ersten Ausbildungswoche getragen hatte. Wir wussten alle, dass ich mit meinen »weißen Wellies«, wie sie sie scherzhaft nannten, in Irland nie gelaufen war. Statt dessen war ich damit über Steinmauern geklettert, über grüne Rinder- und Schafweiden gewandert, durch tiefen Seetang gestapft, der bei Flut die Wiese am Cottage hinaufgespült wurde, und hatte schlammige Wege und Straßen überquert. Als ich auf meine weißen Schuhe unter dem Tisch hinunterschaute, lachten wir alle. Sie waren jetzt von einem tiefen, kräftigen Grün!
Als ich verkündete, mit Hilfe meiner irischen Schwestern ein amerikanisch-irisches Wörterbuch zu verfassen, nahm unser Spaß kein Ende. Unser Wörterbuch würde alle irischen Wörter und Ausdrücke umfassen, die ich nicht verstand. Unser Gelächter war im ganzen Pub zu hören.
Es wurden viele irische Lieder gesungen. Als ich feststellte, dass nicht ein einziges dabei war, das nicht traurig war, beschlossen die

Frauen, ein irisches Lied für mich zu finden, das nicht traurig war. Hocherfreut fiel einer der Frauen eines ein. Wie mussten wir alle lachen, als wir die letzte Zeile hörten, wo die junge Liebende, die ihren toten Schönen so sehr vermisste, zu ihm ins Grab sprang!

Ich fühlte mich akzeptiert und geliebt; ich war »Teil des Rudels«. Mein Herz war froh.

Durch die Augen von Schlange

Am nächsten Nachmittag machten wir uns auf, um St. Colman's Well und die Höhle von Burren zu erkunden. Burren ist die kahle felsige Gegend im Westen Irlands. Wir überquerten das steinübersäte Gelände und die Hügel von Burren und wanderten zu einem der höchsten Punkte des Landes hinauf, wo die Höhle lag. Im Gegensatz zu dem kahlen Stein weiter oben, war die Erde unterhalb der Höhle dick mit Klee und grünem Moos bedeckt und von kleinen alpinen Blumen übersät.

Eine dicke alte Steinplatte lag da waagerecht als Altar. Daneben, dick mit Moos bedeckt, war ein im Stein ausgehöhltes Taufbecken. Mir kam das Wort »urzeitlich« in den Sinn, und ich wusste, meine Füße standen auf heiligem Boden. Einen kleinen Anstieg höher befand sich an einer geschützten Stelle die Höhle. Von der Natur in den Felsen gemeißelt, war sie den Blicken fast verborgen.

Als ich allein in diese kleine alte Höhle kroch, war ich mir nicht sicher, was mich dort erwartete. Das Innere der Höhle war dämmrig, hatte einen Durchmesser von knapp zwei Metern und war nicht ganz hoch genug, um darin zu stehen. Als ich mich mit geschlossenen Augen in der Mitte der Höhle hinhockte, spürte ich die Energie jener, die vor mir hier gewesen waren. Die Energie wirbelte durch mich hindurch, und mir kribbelte leicht. Vor meinem inneren Auge sah ich Fasern aus Schwarz, dann Weiß und Farben und danach Schemen der Leben von alten Bewohnern dieser Höhle. Da waren frühere Menschen, Schlangen und andere Tiere. Eine intensive Kraft durchfuhr mich und ließ mich benommen und etwas schwindelig werden.

Ich öffnete meine Augen, um mein Gleichgewicht wiederzufinden. In dem dämmrigen Licht wurden meine Augen von einer Form an der Höhlenwand in Bann gezogen. Ein Schlangenkopf etwa so groß wie der eines Menschen kam vor mir aus der Höhlenwand heraus. Als ich noch einmal hinschaute, sah ich, dass es in Wahrheit ein Felsstein war, und doch spürte ich die Anwesenheit von Schlange, meinem Stirntier von Intuition und Wissen. Ein elektrischer Strom durchlief meinen Körper und verband mich gleichzeitig mit Vergangenheit, Gegenwart und Zukunft. Es war ein Einswerden mit dem ganzen Universum!

Als ich zum Eingang der Höhle zurückkam, blendete mich das helle Tageslicht. Blinzelnd trat ich aus der Höhle und schaute auf das üppige grüne Land in der Ferne. Als mein Blick umherschweifte, erkannte ich mit einem Mal das Bild. Mein rationales Denken wurde von Ehrfurcht überwältigt und war still, und Zeit, wie ich sie kannte, gab es nicht mehr.

Ich starrte unverwandt in dieselbe tiefgrüne Landschaft, die ich bei einer meiner früheren Reisen durch die Augen der Schlange gesehen hatte, lange bevor ich nach Irland kam. Mein Körper erschauerte vom Wiedererkennen, und die Zeiten verschwammen. – Als wir den Pfad vom Burren hinab wieder zur Straße gingen, wo wir unseren Wagen stehen hatten, erlebte ich einen unglaublichen Höhenflug. Ich war am richtigen Platz, und ich wusste, dass ich auf dem richtigen Weg war!

Meine Stimme, mein Herz und meine Macht

Die nächsten beiden Tage fuhren wir fort, unsere Chakratiere zu treffen und andere zu begleiten, wenn sie ihren begegneten. Ich traf vier Führer, die sich alle auf andere Weise zeigten als zuvor.

Als ich mich an mein Kehlchakra wende und nach Kleinem Vogelschnabel rufe, bin ich überrascht, als unvermittelt zwei große Lippen erscheinen und laut »Hallo!« sagen. Die Lippen sagen mir, dass Kleiner Vogelschnabel nicht mehr laut genug sei und sie meine neuen Führer seien.

Zuerst bin ich gar nicht sicher, ob es mir gefiel, diese neuen stimmlichen Führer zu haben. Ich vermisse meinen hübschen melodiösen Vogelschnabel.

»Achte auf deine Kehle und fühle alle Gefühle dort«, raten mir Große Lippen nachdrücklich. Sie zeigen, wie stimmgewaltig sie sein konnten, lachen laut und beginnen betäubend laut zu schmatzen. Es ist ein Geräusch, das bei einem Kind in Gesellschaft sofort gerügt werden würde. Ich ärgere mich über diesen neuen Führer.

Das Geräusch zu hören, erinnert mich jedoch auch daran, wie ich als Kind gelernt hatte, mich mit dem Reden zurückzuhalten und aufzupassen, nichts zu sagen, was einen anderen kränken konnte. Ich konnte nie aussprechen, was ich wirklich dachte und hatte also das Gefühl, dass mit meinen Gefühlen, Gedanken und Vorstellungen etwas nicht stimmte.

Die Großen Lippen lächeln und erzählen mir lachend, dass an dem, was ich fühlte und dachte, nichts verkehrt war und ich oft ganz recht hatte. Ihre Lebenslust, Freundlichkeit und Ungezwungenheit weckt bald meine Zuneigung für meine neuen Freunde.

Als ich mit Großen Lippen eins werde und ihre Energie spüre, fühlt meine Kehle sich weiter an, und als ich spreche, höre ich, dass meine Stimme einen kräftigeren Klang hat und lauter ist. Erfreut sagen Große Lippen zu mir: »Wir sind bei dir, wenn du uns brauchst.« Kurz bevor wir uns verabschieden, kommt mir eine Einsicht – nämlich, dass ich meiner Tochter eine ähnliche Zurückhaltung im Selbstausdruck vermittelt hatte. Ich begreife, wenn ich aufhöre, mich selbst zu hemmen, würde ich auch sie von dieser Erwartung befreien. Ich danke Großen Lippen für diese für mich wie für Ariana wichtige Botschaft.

Beim Abendessen beschloss die ganze Gruppe, hingerissen von den Veränderungen in unseren Tieren, die Sitzungen bis in den Abend hinein fortzusetzen.

Als ich meine Reise beginne, fühlt sich die Gegend des Herzchakras wie zusammengeschnürt an. Als ich einen Tierführer rufe, sehe ich anstatt Stinktier ein anderes kleines Tier auftauchen. Es ist ein Ameisenbär! Ameisenbär sagt: »Beachte meinen Kopf. Er ist sehr klein.« Sein Herz berührend, sagt er: »Heute ist dein Herz wichtiger als dein Kopf. Wenn du in deinem Kopf bist, kannst du dein Herz nicht spüren.« Lächelnd beugt er sich zu mir herüber und flüstert: »Die Verbindung zwischen deinem Herzen und deiner Kehle ist grundlegend! Sage immer, was du in deinem Herzen fühlst.«

Als er spricht, kann ich sehen, wie ein Band meine Kehle und mein Herz verbindet. Sobald verbunden, beginnt mein Herz zu wachsen, dehnt sich in meiner ganzen Brust aus. Mit seitwärts ausgestreckten Armen reicht mein Herz von einer Fingerspitze bis zur anderen.

»Fühle einfach, was du für ein großes Herz hast«, fährt er mit einem Lächeln fort. Ich bin Ameisenbär dankbar für die abschließende Ermahnung: »Du musst immer daran denken, dein großes Herz offen zu halten.«

Auf meiner Sitzung am nächsten Tag spüre ich eine Enge in meinem Solarplexus, der Gegend, die meinen Willen regiert, die Macht und das Wissen, wann und wie ich handeln muss. Büffel erscheint, diesmal als Büffelkuh, zusammen mit ihrem kleinen Kalb. Büffelkuh erklärt mir, mein Rippenbogen sei zu eng für sie beide, und ich sehe zu, wie sie ihn weitet, damit sie beide Platz darin haben. Ich bin fasziniert von dieser Büffelkuh mit ihrem Kalb, aber auch irgendwie traurig.

»Lass diese Traurigkeit kommen«, sagt Büffelkuh.

»Ich bin traurig um das Kleine, aber ich weiß nicht, warum«, sage ich. Anfangs denke ich, ihr Kalb tue mir leid, weil es so verletzlich aussieht auf seinen wackligen Beinen. Dann aber erkenne ich, dass meine Traurigkeit damit zu tun hatte, meine eigene Kleine, meine Tochter, zu Hause zurückgelassen zu haben.

Da ich weiß, dass die inneren Bilder erfahren werden wollen, nicht analysiert, lasse ich diese Gefühle einfach so stehen. Meinen Solarplexus weiter dehnend, macht Büffelkuh noch mehr Platz für sich und ihr Kalb. »Du musst all deine Kraft in Besitz nehmen«, sagt sie.

Büffelkuhs Fell streichelnd, beobachte ich, wie ihre Wärme und Standhaftigkeit einen Strom aus Liebe und Kraft bilden, der direkt in meinen Körper fließt und sich durch meinen Solarplexus, mein Herz und meine Kehle bewegt. Büffelkuh ermutigt mich, die Verbindung zwischen diesen drei Chakren zu erkennen. Als ich es tue, erlebe ich eine Aufladung mit Energie und Erstarkung meines Körpers im ganzen.

Als nächstes, als ich mich an meinen Scheitel wende, der Verbindungsstelle zum Geistigen, sehe ich eine wunderschöne goldene Pyramide, die glänzendes bernsteinfarbenes Licht über meinen Kopf und meinen ganzen Körper ausschüttet. Goldene Pyramide, mein neuer Scheitelführer, ist gekommen, um meinen Weg zu erleuchten. Eingehüllt in ihre warmen Strahlen wie in eine weiche Decke, fühle ich mich behaglich, sicher und beschützt.

Goldene Pyramide verspricht mir, bei mir zu sein, wann immer ich mich entschließe, mir ihrer gewahr zu sein. Sie sättigt mich mit ihrem goldenen Strahlen und hinterlässt ein inneres Leuchten und tiefen Frieden in meinem Körper.

Als ich spät am Abend meine Reisen mit meinen Kehl-, Herz, Solarplexus- und Scheitelchakra-Führern Revue passieren ließ, staunte ich über die Veränderungen, die ich erfahren hatte. Meine vier Führer verschafften mir eine stärkere Stimme, boten mir eine innigere Verbindung mit meinem Herzen, bestärkten mich in meinem persönlichen Willen und luden meinen Geist mit einer Kraft auf, die ich bisher nicht kannte.

Mit ihrer großen Güte und Weisheit stärkten und besänftigten mich Große Lippen, Ameisenbär, Büffelkuh und Goldene Pyramide und bereiteten mich so gekonnt auf den Höhepunkt meiner Irlandreise vor.

Die Aussätzige

Auf der Agenda dieses Tages stand der Rat unserer Chakratiere. Mein erster Rat war eine so machtvolle, mein Leben verändernde Reise gewesen, dass ich mich sehr auf das freute, was diese mir bringen würde.

Meine Vierergruppe freute sich darauf, zu reisen; die Zusammensetzung schien genau richtig zu sein. Unser Umfeld war aufgeladen von Gelächter, Ungeduld und Vorfreude, als wir uns in unserem Raum zurechtsetzten. – Als sei es vom Universum so eingerichtet, war die Reihenfolge, in der wir reisen würden, sehr klar. Jede Reise würde auf der vorhergehenden aufbauen, die Gefühle voranschubsen und die Bühne für die nächste bereiten.

Die Reise der ersten Frau betraf ihre Geburt. Die der zweiten Frau drehte sich um Geburt und Tod. Meine handelte von Wiedergeburt. Bei der Reise der vierten Frau ging es um Beziehungen und neues Leben.

Als ich an der Reihe bin, frage ich meinen Scheitelchakra-Führer gespannt, ob es gut und richtig sei, einen Rat abzuhalten. Mein neuer Scheitelführer, Goldene Pyramide, sagt ja. Obwohl Goldene

Pyramide erst ein Mal bei mir war, fühle ich mich in ihrer Gegenwart sicher und wohl mit ihrer Entscheidung. Verblüfft bemerke ich zwei Höcker wie bei einer Giraffe, die mit Goldener Pyramide erscheinen. Da ist klar, die Höcker und Goldene Pyramide würden mich auf meiner Reise führen.

Golde Pyramide beginnt damit, mir zu erklären, sie müsse ihr Licht zu meinem Herzen schicken. Als ich ihre Worte vernehme, fühle ich jäh einen tiefen Schmerz in meiner Brust. Der warme Lichtregen von Goldener Pyramide beleuchtet eine goldene Schnur, die oben an meinem Kopf befestigt ist. Als ich mich auf die Schnur konzentriere, bemerke ich, dass sie sehr straff ist und an meinem Herzen zerrt. Als ich sehe, wie sie zieht, fühlt mein Herz einen solchen Schmerz, dass ich meine, es möchte zerbrechen! Goldene Pyramide versichert mir, es würde nicht brechen, es benötige jedoch meine Aufmerksamkeit.

Da wird mir klar, dass ich wohl Angst habe, ein bestimmtes Herzweh anzuschauen. »Ja, wir haben dieses Weh für dich gehalten«, sagt Goldene Pyramide. Eine tiefe Traurigkeit überspült meinen Körper. Obwohl ich nicht weiß, worauf Goldene Pyramide anspielt, habe ich das Gefühl, es sei nicht genug Platz für das Ausmaß dieses Schmerzes. Gemeinsam versichern mir Goldene Pyramide und die Höcker, es gebe genug Platz. Als Goldene Pyramide ihr warmes Licht unmittelbar in mein Herz scheinen lässt, kann ich sehen, dass mein Herz ein schlundartiger Brunnen ist, in dem eine Treppenflucht in die Dunkelheit hinabführt. Eine tiefe Furcht ergreift mich, und ich verliere jegliches Gewahrsein für meine Umgebung.

»Muss ich in diese Dunkelheit hinabsteigen?« frage ich Goldene Pyramide. Sie sagt nichts und badet mich weiter in ihrem Strahlen. Ich wiederhole meine Frage.

»Ja.«

Meine Furcht wächst und mein Herz klopft wie wild. Verzweifelt frage ich Goldene Pyramide und die Höcker, ob sie mitkommen. Sie willigen ein, und mit großer Beklommenheit setze ich ängstlich einen Fuß auf die erste Stufe. Die Treppe scheint zu knarren. Es ist völlig dunkel, und ich habe Angst hinzufallen. Ich klammere mich fest an das Geländer und nehme ruhig und vorsichtig Stufe um Stufe. Meine Beine beginnen zu zittern und von meinen Knien breitet sich Schwäche aus. Tiefes Entsetzen erfüllt meinen Leib, und es ist schwer zu atmen.

Ganz langsam bewege ich mich zur nächsten dunklen Stufe hinab. Namenloser Schrecken umlauert mich, und ich habe furchtbare Angst, dass da unten etwas auf mich wartet und mich packen will. Ich versuche, alle Seiten im Blick zu haben, aber ich weiß nicht, aus welcher Richtung die Gefahr kommen würde, und es fällt mir schwer, meine Beine zu bewegen. Meine Füße und Beine haben sich in Stein verwandelt, mein Herz klopft immer stärker, und mein Atem wird immer flacher. Ich fühle mich so allein!

Ich erinnere mich, dass Goldene Pyramide bei mir ist, und bitte sie um Beistand. In dem Augenblick, in dem ich meine Aufmerksamkeit auf sie richte, anstatt auf die Dunkelheit, regnet ihr strahlendes Licht auf mich herab, und ich fühle mich nicht mehr so allein. Ich fühle mich langsam sicherer, fast so, als hätte ich eine beschützende warme Glaskuppel um mich herum. Langsam tief Luft holend, setze ich meinen Abstieg fort. Gehe ich auch unmittelbar vor Goldener Pyramide, bin ich doch in fast völliger Dunkelheit.

Auf einmal fällt mir ein Traum wieder ein, den ich vor Jahren gehabt hatte, und er spielt sich wie auf einer Leinwand in der Dunkelheit ab. Ich sehe mich auf einer dunklen Treppe und halte mich entsetzt am Geländer fest, als eine menschengroße Fledermaus mit ihrem behaarten, knochigen, schwarzen Körper über meine Wange streicht. Als das Bild verblasst, frage ich Goldene Pyramide, ob es etwas gibt, was ich über diesen Traum wissen sollte.

»Du musst dich deiner Angst stellen, dann wirst du die Dunkelheit nicht mehr fürchten«, antwortet sie.

Auf der dunklen Leinwand vor mir erscheint eine neue Szene, kein Traum, sondern erinnerte Wirklichkeit. Ich sehe mich als kleines Mädchen, das in einem Bett liegt. Fünf oder sechs Jahre alt, graust es mir, dass etwas aus der Dunkelheit nach mir greifen würde. Ich verhalte mich ganz still und atme flach, hoffe, dass ich nicht bemerkt werde. Als ich jetzt auf der Treppe stehe, durchlebt der Körper meines erwachsenen Ich dieses Erlebnis erneut. Mein Herz rast, ich kann kaum atmen, bin starr vor Angst!

Ich fühle mich allein und verletzlich und frage: »Goldene Pyramide, wo bist du? Ich sehe dich nicht.« Es kommt keine Antwort, und mich packt das schiere Entsetzen!

Endlich fallen mir meine anderen Führer für diese Reise wieder ein. Ich rufe nach den Höckern und entdecke, dass sie auf meinem Kopf sitzen. Um mich zu vergewissern, will ich hinauflangen und die Höcker berühren, aber ich bin wie versteinert, und mein Körper fühlt sich außerstande, sich zu bewegen. Ganz langsam bewegen sich meine Arme zentimeterweise und mit zitternden Händen zu meinem Kopf empor und suchen verzweifelt nach den Höckern.

Als ich sie finde, stelle ich fest, dass es in Wirklichkeit Knöpfe sind, die meine Augenlider öffnen und schließen! Wenn ich auf die Knöpfe drücke, öffnen sich meine Augen, und Licht strahlt aus ihnen heraus wie bei einklappbaren Scheinwerfern an einem Auto! Das finde ich inmitten der Dunkelheit so schreiend komisch, dass ich lachen muss. Ich habe meine ganz eigenen Scheinwerfer!

Goldene Pyramide sagt mir, dass ich, wenn ich Angst vor der Dunkelheit habe, mein Licht anschalten kann. Wieder etwas beruhigt, drücke ich noch mehrmals auf die Knöpfe und schaue, wie meine Augen aufklappen und mein Licht aufleuchtet! Stürmisches Gelächter bricht aus mir heraus, als ich mich in eine dieser Plastikpuppen verwandelt sehe: Drück mein Bäuchlein, und meine Augen gehen auf! Je mehr ich lache, desto entspannter werde ich, und das Gelächter verscheucht meine Angst.

Ohne Vorwarnung verwandelt sich die Puppe in die menschengroße Fledermaus aus meinem früheren Traum. Im Halbdunkel sehe ich die schwarzen Augen und spitzen Ohren von Fledermausmann. Er ist dünn und knochig und hat scharfe Zähne. Fledermausmann möchte, dass ich auf seinen Rücken klettere. Ich bin entsetzt, will ihn nicht anfassen und nicht von ihm berührt werden. Im nächsten Augenblick fühle ich mich fledermausartig kopfunter von der Höhlendecke herabhängen! Die Höhle ist dunkel und feucht, und ich höre das Geräusch von Tausenden anderer Fledermäuse. Mein Herz klopft wild, als die Furcht zurückkehrt.

»Das ist mein Zuhause«, sagt Fledermausmann. »Hab keine Furcht.«

Als ich an mir herunterschaue, sehe ich keine Haut. Ich bin nur Knochen, Überzug und schwarz! Ich will hier nicht hängen, und ich will keine Fledermaus sein. Ich sage das, schnell und laut, und die Szenerie verändert sich.

Jetzt finde ich mich als Fledermaus außerhalb der Höhle wieder, die durch den Nachthimmel fliegt. Ich ergötze mich an der Offenheit und Freiheit. Der schwarze Himmel wird bald mein Freund, und ich ziehe entzückt meine Kreise. Mein Verstand kann die Veränderung in meinen Gefühlen nicht begreifen, aber mein Körper versteht sie vollkommen. Ich entspanne mich noch mehr und sehe, dass Fledermausmann in meiner Nähe fliegt. Er zeigt mir, wie er fliegt, pfeilschnell davonschießt und blitzschnell seine Richtung ändert. Fasziniert von der Schönheit seiner Bewegung, beginne ich, Fledermausmanns einzigartige Fähigkeiten zu bewundern.

»Niemand sieht den Mond so wie ich«, sagt Fledermausmann stolz. Unmittelbar vor dem funkelnden weißen Mond umherschießend, scheint er ihn fast zu berühren. Sein Vergnügen an der klaren Nachtluft und seine Verbundenheit mit dem schwarzen Himmel und dem glänzenden Mond sind unwiderstehlich. Fledermausmanns Freude daran, er selbst zu sein, verzaubert mich, und meine Furcht vor ihm verwandelt sich in echte Zuneigung, als ich ihn glückselig durch den eindrucksvollen Himmel gleiten sehe.

Ich frage meinen neuen Freund Fledermausmann, ob er mir noch etwas zeigen will. Indem er meine Aufmerksamkeit wieder auf mein Herz lenkt, ermutigt er mich, die Treppe weiter hinabzusteigen. Er möchte, dass ich mich mit der Dunkelheit anfreunde. Da ich mich nach unserem gemeinsamen magischen Flug im Dunkeln wohler fühle, willige ich ein.

Als ich mich dem Ende der Treppe nähere, spähe ich in die Düsternis. In den Schatten sind mehrere beängstigend aussehende menschenähnliche Gestalten. Ich zwinge mich, den letzten Schritt hinab in dieses finstere Verlies zu tun. Wie ich in der Schwärze auf dem Boden stehe, halte ich ganz still, wie ich es als Kind im Bett getan hatte. Ich will mich verstecken! Diese Düsternis fühlt sich nicht so an wie der dunkle Himmel, in dem ich zusammen mit Fledermausmann so frei herumgeflogen bin. Ich stehe vollkommen still und hoffe, unsichtbar zu sein.

In einem Lichtfleck sehe ich auf dem Erdboden ein Skelett. Leere Augenhöhlen scheinen mir zu folgen, als ich zögernd einen Schritt nach vorn tue. Als ich mich schnell umsehe, sehe ich weitere Skelette an den Wänden lehnen. Ich bin in einer Katakombe. Drüben zu meiner Rechten sehe ich in den Schatten, zusammengekrümmt in einer Vertiefung in der Wand, eine Frau, eingehüllt in eine alte, schmutzige Decke oder einen Umhang. Sie ist eine Aussätzige.

Fledermausmann erscheint neben mir und gebietet mir, ihr etwas zu sagen. Furchtsam tue ich es. Aus Angst, Fledermausmann würde mich auffordern, sie zu berühren, sage ich ihm, dass ich mich dieser Aussätzigen nicht nähern will. Obgleich voller Furcht, zieht sie mich doch in ihren Bann. Ich versuche weiter, sie in dem Dämmerlicht besser zu erkennen. Ich kenne diese Frau von irgendwo her. Sie ist mir vertraut, aber ich kann sie nicht recht zuordnen.

Als sie sich mir zuwendet, fährt ein Lichtschein über ihr Gesicht, und ich sehe ihre Narben und schwärenden Wunden. Ein paar Strähnen schmutzigen, verfilzten Haares lugen unter ihrer Kapuze hervor. Sie ist zerzaust, ungepflegt, hier unten vergessen. Ihre sanften, tiefen braunen Augen sind traurig.

Allmählich kommt in mir Mitleid auf für diese Frau, die hier in der Finsternis vermodert. Aber ich bleibe ängstlich. Als die

Frau ihre Arme ausbreitet und ihren Umhang öffnet, sehe ich ein Baby, das sie nah bei ihrem Herzen umklammert hält. Krank vor Hoffnungslosigkeit, sehe ich, dass das Baby bis auf die Knochen abgemagert ist und ebenfalls vom Aussatz entstellt. Sie hält mir das Baby hin.

»Nein!« schreie ich. In diesem Augenblick weiß ich, dass das Baby, das sie hält, in Wirklichkeit mein Baby ist – das Baby, mit dem ich vor neun Jahren eine Fehlgeburt hatte! Gram und Schrecken ergreifen gleichzeitig von meinem Körper Besitz. Ich kann es nicht ertragen, hinzusehen, und doch können meine Augen sich nicht von dem Baby lösen.

»Wirst du das Baby waschen?« fragt mich Fledermausmann. Ich wende mein Gesicht ab; das kann ich nicht. Ich will weglaufen! Nur meine Beziehung zu Fledermausmann hält mich. Und mit großem inneren Widerstreben tue ich zögernd, um was Fledermausmann gebeten hat. Langsam strecke ich meine Hände nach dem Baby aus. Nicht weit sehe ich ein Becken mit klarem, warmem Wasser und weiche Tücher, und bald bade ich das Baby behutsam. Das warme Wasser säubert wunderbarerweise nicht nur die Haut des Babys, sondern heilt auch die Wunden und Narben. Erstaunt schaue ich zu, wie der Körper fester und das Fleisch rosig und straff wird.

»Wirst du das Baby beerdigen?« fragt mich die Frau mit weicher, flehender Stimme. Die Bitte bringt mich wieder in die Zeit zurück, als ich meine erste Fehlgeburt hatte. Ich fühle meine Traurigkeit und Verzweiflung. Ich sehe mich wieder in die Toilette langen und die Blutklumpen halten und sehnsüchtig festzustellen versuchen, welcher mein Baby ist. Das Bild erweitert sich und enthält nun auch die beiden anderen Fehlgeburten, und mit ganzem Leib erlebe ich aufs neue die unaussprechliche Trauer.

Noch einmal erweitert sich das Bild, und ich sehe mich frisch mit Guntis verheiratet. Ich bin schwanger. Ich erinnere mich an meine erste Abtreibung; und meine zweite. Reißendes Bedauern steigt in mir empor. Sich noch weiter ausdehnend, schließt das Bild nun mich in meinen frühen Zwanzigern ein, bei meiner allerersten Abtreibung. Ich werden von Seelenqualen übermannt, als mein ganzer Leib durch jede einzelne Empfängnis und jeden Verlust geht.

»Du musst deine Babys begraben«, weist Fledermausmann mich mitfühlend an. Bestürzt sage ich zu Fledermausmann, dass ich nicht so viele Särge tragen kann.

»Ich werde dir helfen«, sagt Fledermausmann begütigend.

Ich sehe jetzt sechs Babys in der Katakombe. Ich weiß, dass es meine sind. Liebevoll bade ich jedes Baby, die Aussätzige an meiner Seite. Als ich das letzte Baby fertig gebadet habe und flüchtig zu der Aussätzigen hinüberblicke, sehe ich mit großem Erstaunen, dass gleichzeitig auch ihre Schwären und Wunden heilen und verschwinden.

Mit einem wissenden Lächeln streckt sie die Hand aus, um meine Wange zu streicheln, und bietet mir ihre Hilfe an. Gemeinsam wickeln wir feierlich jedes meiner Babys in ein wunderschönes Samttuch.

»Es tut mir leid, dass ich ihnen nicht zum Leben verhelfen konnte«, spreche ich, und warme, heilende Tränen rinnen mir die Wangen hinab.

»Du hast nichts Unrechtes getan«, erwidert sie liebevoll.

Goldene Pyramide erscheint unvermittelt, schickt ihr Licht durch meinen Leib und flutet meinen Schoß mit ihrer wundertätigen Heilkraft.

»Ich wusste nicht, dass ich sie noch in mir trage. Ich sah nicht, wie schwer mein Herz gewesen ist, und ich wusste nicht, was ich mit meinen Babys tun sollte«, flüstere ich leise Goldener Pyramide, Fledermausmann und der Frau zu.

»Das wissen wir. Deshalb sind wir gekommen, um dir zu helfen.« Die Frau hält jetzt wie eine feenhafte Gottesmutter meine Hand. »Jetzt ist es Zeit, sie gehen zu lassen«, sagt sie.

Ich blicke mit neuer Mutterliebe auf meine sechs Babys, die jetzt geehrt, geliebt und im Frieden sind. Als Tränen meine Wangen hinabrollen, höre ich mich zu meinen Kleinen sagen: »Ich liebe euch, ich liebe euch alle.« Mein Herz ist erleichtert, als die

Frau mir versichert, dass Mutter Erde gut auf meine Babys aufpassen wird.

»Wir werden alle mit Fledermausmann fliegen, um deine Babys zu begraben«, teilt sie mir mit. Die Frau hilft mir, meine sechs Babys auf Fledermausmanns kräftigen Rücken zu legen, und als das letzte gut verstaut ist, setzen auch wir uns auf Fledermausmanns Flügel. Mit ihm dahinfliegend, sehe ich das Grün langsam unter uns dahingleiten. Ein stiller Platz unter einem Baum zieht meine Aufmerksamkeit auf sich, wo die Erde von dickem, wunderschönem irischen Moos bedeckt ist.

In alter Zeit waren die Frauen wohl mit ihrer Monatsblutung hierher gekommen, und ihr weibliches Blut floss zurück – zurück zu Mutter Erde. Es ist ein heiliger Platz. Ich weiß: Hier ist es, wo ich meine Babys begraben soll.

Fledermausmann landet sanft und wartet geduldig, während die Frau und ich die Babys eines nach dem anderen liebevoll von seinem Rücken nehmen. In einer Ehrenprozession tragen wir jedes Baby zu dem moosbedeckten Boden, der den Baum umgibt. Mit der Frau an meiner Seite senkt Fledermausmann, Bote der Hoffnung und Hüter der Wiedergeburt, seine Flügel, das neue Leben huldigend.

Alle meine Chakratiere versammeln sich in einem Kreis um mich. Ich spüre ihr überwältigendes Leben und ihre nie endende Unterstützung. Mich niederkniend und ein Schlaflied summend, wiege ich jedes Baby in meinen Armen und hülle es in weiches Moos. Unterstützt von der männlichen Tat von Fledermausmann und gehalten vom Weiblichen, küsse ich meine Kleinen zärtlich, dann lege ich sie nieder, damit sie in den Armen von Mutter Erde ruhen.

Als ich mein letztes Baby in Mutter Erdes reichen Boden entlasse, sehe ich zu meiner Überraschung herrliche duftende Blumen hervorkommen! Es ist, als habe Mutter Erde auf meine Babys gewartet und brauche sie, um Blumen wachsen zu lassen. Mutter Erde heißt meine Babys willkommen und sagt voller Liebe: »Ja wirklich, ich habe auf sie gewartet.«

Und so heilt am Ende mein mütterliches Herz, und mein Leib wird von tiefem Frieden durchdrungen und dem Wissen, dass alles, was ist, die Blumen, das irische Moos, Fledermausmann und die Menschen alle eins sind; dass alles – was Gestalt hat und was gestaltlos ist – an derselben Kraft teilhat. Ich höre Mutter Erdes liebevolle, an mich gerichteten Worte: »Wenn du auf der Erde wandelst und meine Blumen siehst, denke daran, dann siehst du deine Babys…
meine Babys…
all unsere Babys!«

Schätze des Herzens

Am Tag nach meiner Begegnung mit der Aussätzigen überraschte mich die Ausbildungsgruppe mit einer berührenden Feier zu meinem fünfzigsten Geburtstag, bei der sie mir ein paar echte irische Gummistiefel schenkten, die nur für mich waren! Mein Herz floss über von dem Gefühl, angenommen und geliebt zu sein und dass die Bedeutung meiner Heilreise erkannt und geachtet wurde. Es war eine glorreiche Art, einen Angelpunkt meines Lebens zu feiern.

Heute, Jahre später, warten neben meiner Gartentür meine wunderbaren irischen Gummistiefel. Und im Morgenlicht sanfter Tage schlüpfe ich hinein und gehe im Garten umher, wo ich meinen Großvater zwischen den Blumen sehe. Unsere Herzen sind vereint im Verstehen des wahren Schatzes, den diese Frauen mir gegeben haben, da sie Zeuge der Heimkehr meiner Seele wurden und sie guthießen.

Ich sehe das Lächeln meines Großvaters, als wir beide auf meine Gummistiefel hinabschauen. Auf den Seiten hatten die Frauen meiner Gruppe in freudiger Verehrung wunderschöne Blumen

gemalt, damit ich, wenn ich über die Erde wandere, wenn ich Blumen sehe, ich
　ihre Babys sehe...
　meine Babys...
　alle unsere Babys!

Nachwort

Ich glaube, dass das Universum in seiner unendlichen Weisheit mir nicht nur meinen Großvater aus dem Land der Toten geschickt hat, um mich ins Leben zurückzuholen, sondern um mich zu der Tiefenimagination und nach Irland zu führen.

Durch den wundersam stimmigen und einfühlsamen Prozess der Tiefenimagination, bei dem mich meine Tierführer so kundig förderten, war es mir möglich, das Männliche und das Weibliche in mir in Ausgleich zu bringen und meine Verluste zu heilen. Indem sie mir einen Zugang zu meinem inneren Wissen verschaffte, half mir die Tiefenimagination auf außerordentlich überzeugende Weise auf der Körperebene, mein Grundverständnis vom Wesen der Weiblichkeit und ihrer natürlichen Kräfte umzuwandeln.

Alles, was von dem Augenblick an, als ich den Prospekt in dem Buchladen sah, geschah, unterstützte mich und brachte mich an jenen Ort und in die Zeit, wo ich mich, gehalten vom irischen Weiblichen, mit der Aussätzigen in der Dunkelheit aussöhnen konnte. Nur durch die Anerkennung und Wertschätzung jenes Teils von mir konnte ich meine sechs Babys umarmen und sie in die liebende Obhut von Mutter Erde geben. Das brachte meinem Herzen und meiner Seele endlich Frieden.

Die Tiefenimagination brachte mich dazu, die Einheit alles Lebendigen zu erfahren und Mutter Erde als die »letztendliche Mutter«. Indem sie die heiligen Dimensionen des Weiblichen wieder aufleben ließ, halfen mir die Tiefenimagination und meine Tiere gezielt und liebevoll, die Mysterien des Weiblichen dauerhaft in mein Bewusstsein und das Gewebe meines Seins einzuweben. Ich bin mir jetzt vollständiger inne, wer ich bin.

Unsere Erzählungen vom tiefen Weiblichen und das Teilen unserer Geschichten bedeuten Heilung für die Erzähler wie für die Zuhörer. Wir müssen unseren Töchtern und Söhnen den Wert des Weiblichen vermitteln aber ihn auch selbst besser verstehen lernen. Ich möchte jede Frau ermutigen, der Einladung zu folgen, wenn sie kommt, und ihr Wissen über sich zu erweitern und ihre Verbindung mit allem Lebendigen zu vertiefen.

Eine solche Einladung zum Abstieg und zur Wiederverbindung kommt oft unverhofft, sei es durch Probleme mit der Empfängnis, wie bei mir, oder durch eine lebensbedrohliche Krankheit, durch Depressionen, einen traumatischen Verlust oder andere einschneidende Ereignisse. Die Suche jeder Frau wird zu einem anderen Ort führen. Jede von uns muss mit Achtsamkeit ihren eigenen einzigartigen Weg entdecken und ihm folgen.

Indem wir unsere Seelengeschichten und Begegnungen mit dem Weiblichen miteinander teilen, ehren wir das gewaltige Geschenk des Gleichgewichts, das das Weibliche bringt, nicht nur in unserem persönlichen Leben, sondern in einem umfassenderen Sinne für die Gesellschaft als Ganzes. Indem wir unseren Geschichten eine Stimme geben, tragen wir dazu bei, das tiefe Weibliche und seine heiligen Gaben an seinen rechtmäßigen Platz in unserer Kultur zu stellen und umfassendere Hoffnung und Wandel anzuregen.

Ich danke Ihnen, dass Sie meine Geschichte miterlebt haben, dass Sie Zeuge meiner Geschichte geworden sind.

Phyllis Brooks

Danksagung

Ich bin dem Großen Geist dankbar, mich auf meinem Pfad der Heilung geführt und meinem Herzen und Schoß Frieden gebracht und mir geholfen zu haben, meinem Leben die ursprüngliche Lebendigkeit wiederzugeben.

Ich werde für immer meinem Ehemann Guntis dankbar sein für seine Bereitschaft, das Erwachen meiner Seele wahrzunehmen und zu respektieren, und für seinen Mut, den nötigen Sprung in das Vertrauen zu tun. Ich bewundere seine Bereitwilligkeit, seine Rolle in meiner Geschichte zu spielen, und seine begeisterte Teilhabe beim Schreiben des Buches.

Ohne die Gabe meines Sohnes Eriks, mit dem ich zum ersten Mal die Freuden des Mutterseins erfuhr, hätte ich nicht gewusst, wie man bemuttert. Ohne die Anmut und Beharrlichkeit meiner Tochter Ariana hätte ich nie die Gelegenheit gehabt, eine Schwangerschaft zu erfahren und dann das Wunder der Geburt – ihre und meine eigene.

Meine Liebe und Wertschätzung gilt meinem Großvater für seine leidenschaftliche Lebendigkeit und seine tief gewachsene Erdverbundenheit, die er auch in mir wachrief.

Vielen Dank an Dr. James Eckles für seinen kühnen und entschlossenen Geist, der mich hielt, als ich durch meine inneren Tiefen ging und mich als weibliches Wesen erkannte, als Frau und Mutter.

Ich fühle mich durch meine Familie und meine Freunde gesegnet, von denen ich mein ganzes Leben lang gelernt habe.

Ein besonderer Dank geht an meine Schwester, Beverly Wiley. Eine nährende »zweite Mutter« für meine Kinder und mich, war ihre schöpferische, liebende Gegenwart in unserem Leben immer wie ein beschirmender Baum. Ein tiefempfundener Dank geht auch an meinen Bruder, Donald Brooks, für seine Hilfe beim Eingehen auf dieses lebenserhaltende Abenteuer der Arbeit mit inneren Bildern in Irland. Das magische Sonnenblumen-Journal, das er mir für die erste Ausbildungswoche mitgab, enthielt genau die Samen für dieses Buch.

Die einfühlsamen Kommentare, Vorschläge und freundlichen Worte meiner Freundinnen Connie Wayman, Sallie Felton und Claire Crosby, die die erste Fassung lasen, ermutigten mich, in diesem Buch meine Geschichte zu erzählen, und bestärkten mich in dem Glauben, dass Frauen mehr von ihrer Lebensgeschichte miteinander teilen sollten.

Ich bin meinem Freund Lynn Tipton dankbar, der geduldig und verständnisvoll mit mir durch meine Tagebuchaufzeichnungen ging und mir half, meine Worte mit Liebe und Würde auszudrücken, und der aus der Sicht eines Reiki-Meisters die Heiligkeit meiner Geschichte zu würdigen wusste.

Gail Harris, einer Schriftstellerin, Frau und Mutter, vertraute ich mein Herz und meine Geschichte beim ersten Bearbeiten des Buches an. Ihr klarer Blick für Aufbau und Ordnung zusammen mit ihrer warmherzigen, respektvollen Herangehensweise an diese weibliche spirituelle Reise und ihre Wertschätzung, lassen es mich als ein Segen empfinden, mit Gail zusammengearbeitet zu haben, als wir meine Geschichte in Buchform brachten.

Inez Castors editorischen Fähigkeiten beim Feinschliff, ihre intuitive Beziehung zum geschriebenen Wort und ihr tiefgründiges Verständnis des Heiligen waren bei der Endfassung ganz wesentlich, um meiner Geschichte ihren vollen Klang zu geben. Unsere Pfade liefen auf unerwartete und bemerkenswerte Weise zusammen, und ich bin ihr dankbar, meine Geschichte und meine Tiere gehört und umarmt zu haben.

Vielen Dank an Mary Diggin für ihre ungeheure Tatkraft und ihr gestalterisches Talent und ihre brillante Verwendung meiner Bilder für dieses Werk, als sie meinem gedruckten Buch auf die Welt half.

Ich empfinde gegenüber Dr. Eligio Stephen Gallegos eine enorme Dankbarkeit dafür, mir und der Welt diese Tiefenimagination gebracht zu haben und sie auf eine Weise zu lehren, die es mir erlaubte, »den Lehrer als Schüler« und »den Schüler als Lehrer« zu erfahren. Die Tiefenimagination (auch Persönlicher Totempfahl-Prozess genannt) ist ein unglaubliches Werkzeug zum Öffnen des Tors zur eigenen Kreativität und inneren Heilung. Sie hat mich zu einer wahrhaftigeren Art zu sein geführt und meinem Leben den echten Sinn zurückgegeben. Ich fühle mich durch die Gelegenheit, bei Steve lernen zu dürfen, geehrt wie auch durch die Möglichkeit, ihm bei diesem faszinierenden, verwandelnden Prozess mit inneren Bildern helfen zu können. Ich füge einen aufrichtigen Dank an ihn hinzu dafür, dass er an die Wichtigkeit und Kraft meiner Geschichte geglaubt und mich ermutigt hat, das Buch zu schreiben, und dafür, dass er es veröffentlicht und mich gefördert hat, als ich meine schriftstellerisch Stimme als Frau zur Welt gebracht habe.

Zuletzt, aber nicht zum wenigsten, möchte ich allen meinen Tierführern meinen aufrichtigen Respekt und meine Wertschätzung ausdrücken für ihre einfühlsame Herangehensweise und ihr ausgezeichnetes Timing, als sie mir ruhig und geduldig beistanden und mir erlaubten, meiner Dunkelheit und meinem Licht zu begegnen.

Ich bin äußerst dankbar dafür, dass ich den Ruf des tiefen Weiblichen habe vernehmen und in die Geheimnisse dieses bislang fremden Landes habe reisen können. Gehalten vom Weiblichen und unterstützt von meinen Tierführern war es mir möglich, noch einmal meine Babys und mich selbst als Mutter und als Frau zu umarmen. Mit weit geöffneten Armen und weit geöffnetem Herzen gehe ich aufrecht und weiß, wer ich bin.

Über die Autorin

Als Künstlerin, Frau und Mutter, nimmt Phyllis alle mit ihrer Wärme und Offenheit an, und leidenschaftlich ermutigte sie uns alle, auf ein inneres Wissen zu vertrauen, wenn wir die Lehren unserer Lebensgeschichte anschauen und ihnen eine Stimme geben.

Sie hat einen Master in Sozialarbeit und ist zertifizierte Familientherapeutin, sie studierte an der *Boston's Museum of Fine Arts School*, wo sie ihre Liebe für Ölfarben für das nutzt, was sie »Medium der Seele« nennt.

»Hingerissen von Bildern« wurde Phyllis in Irland von Dr. phil. Eligios Stephen Gallegos, Begründer und Vorkämpfer der Tiefenimagination. Als zertifizierte Workshopleiterin und Ausbilderin in dieser Methode, ist Phyllis vom »International Institute of Visualization Research« [Internationales Institut für Visualisierungsforschung] anerkannt.

In mehr als fünfundzwanzigjähriger klinischer Erfahrung und mit viel Sachkenntnis in Einzel- und Paartherapie hat Phyllis gelernt, dass in richtiger Beziehung mit sich selbst und anderen zu sein bedeutet, auf die Weisheit des eigenen Körpers zu hören und der Wahrheit des eigenen Herzens zu folgen.

Nachdem sie vor einiger Zeit aus ihrem geliebten Rockport, Massachusetts, an den warmen Strand von Fort Myers, Florida, gezogen ist, widmet sie ihre Zeit (wenn sie nicht Seekühe schützt!) dem Unterrichten der Tiefenimagination und der Fortbildung anderer Therapeuten. Professionelle Heiler, Künstler und Laien bringt sie bei, wie sie ihre spontanen geistigen Bilder in der Tiefenimagination einsetzen können. Ihre Kreativität und ihr Sinn für Humor tun das übrige, wenn Phyllis Einführungsvorträge, Sitzungen, Workshops und Ausbildungen zur Arbeit mit den tiefen inneren Bildern überall in den Vereinigten Staaten anbietet und vormacht, wie man »nach innen hört und die Seele bittet zu sprechen«! **www.PhyllisBrooksDeepImagery.com**

WEITERE BÜCHER ZUR TIEFENIMAGINATION:

In diesem Buch erzählt der Autor von seinem ganz persönlichen Weg, seiner Kindheit, seiner Scham, seinen Niederlagen und Verletzungen – und von den Reisen zu seinen Helferkräften, die ihn in seine Ganzheit führten – und die wir als LeserInnen miterleben dürfen als anrührende Ermunterungen, die eigenen Verletzungen zu heilen und wieder ganz zu werden.

Stephen Eligio Gallegos
In die Ganzheit
Meine schamanische Reise zur Selbstheilung
Paperback, 208 Seiten
ISBN 978-3-89060-136-6

Unscheinbar und schmutzig lag es am Wegesrand, das Kleinod. Nur wenige erkannten seinen Zauber, hoben es auf und lasen es. Jetzt, in der neuen Übersetzung, erstrahlt die Geschichte im vollen Glanz, für alle sichtbar!

Bei Golden Bear lernt Little Ed nicht nur, einen Totempfahl zu schnitzen, sondern er lernt auch die Helfertiere kennen, die in ihm selbst wohnen. In dieser anrührenden Erzählung von Wandlung und Weisheit finden wir uns selbst.

Stephen Eligio Gallegos
Little Ed und seine Reise zu den Tieren der Kraft
Eine indianische Einweihung
Paperback, 144 Seiten
ISBN 978-3-89060-132-8

Von der Psychotherapie kommend und aus der Begegnung mit dem indianischen Totempfahl entwickelte Stephen Gallegos in den 1980-er Jahren den »Persönlichen Totempfahl-Prozess«. In der inneren Schau oder »Visualisierung« begegnen wir dabei in unseren Chakren bestimmten Tieren, die uns helfen, seelische Traumata zu heilen und das innere Wachstum auf einfache und wirkungsvolle Weise voranzubringen.

Eligio Stephen Gallegos
Indianisches Chakra-Heilen
Der Persönliche Totempfahl-Prozess
Paperback, ca. 192 Seiten
ISBN 978-3-89060-633-0

Voraussichtlich 2015 erscheint bei Neue Erde das »Praxisbuch Tiefenimagination« (Arbeitstitel) von Jenny Garrison. Es ist ein Anleitungs- und Arbeitsbuch, mit dessen Hilfe jede/r sich die Praxis der Tiefenimagination erschließen kann.

Besuchen Sie unsere Homepage www.neue-erde.de für aktuelle Informationen.

Sie finden unsere Bücher in Ihrer Buchhandlung
oder im Internet unter www.neue-erde.de

Im deutschen Buchhandel gibt es mancherorts Lieferschwierigkeiten bei den Büchern von NEUE ERDE. Dann wird Ihnen gesagt, dieses oder jenes Buch sei vergriffen. Oft ist das gar nicht der Fall, sondern in der Buchhandlung wird nur im Katalog des Großhändlers nachgeschaut. Der führt aber allenfalls 50% aller lieferbaren Bücher.

Deshalb: Lassen Sie immer im VLB (Verzeichnis lieferbarer Bücher) nachsehen, im Internet unter **www.buchhandel.de**

Alle lieferbaren Titel des Verlags sind für den Buchhandel verfügbar.

Bitte fordern Sie unser Gesamtverzeichnis an unter

NEUE ERDE GmbH
Cecilienstr. 29 · 66111 Saarbrücken
Fax: 0681 390 41 02 · info@neue-erde.de

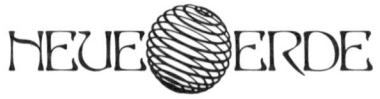